妇科推拿学

王晨 主编

中原农民出版社

·郑州·

图书在版编目(CIP)数据

妇科推拿学/王晨主编. —郑州:中原农民出版社,2019.1

ISBN 978 - 7 - 5542 - 1915 - 7

Ⅰ.①妇… Ⅱ.①王… Ⅲ.①妇科病 – 推拿 – 中等专业学校 – 教材 Ⅳ.①R244.15

中国版本图书馆 CIP 数据核字(2019)第 007950 号

出版:中原农民出版社

(地址:金水东路 39 号出版产业园 C 座   电话:0371 – 65751257

邮政编码:450016)

发行单位:全国新华书店

承印单位:洛阳和众印刷有限公司

开本:787mm×1092mm   1/16

印张:10.5

字数:196 千字

版次:2019 年 1 月第 1 版   印次:2019 年 1 月第 1 次印刷

书号:ISBN 978 – 7 – 5542 – 1915 – 7   定价:25.00 元

编 委 会

编写说明

　　妇科推拿学是推拿学的主要组成部分,是针灸推拿专业的主干课程和特色课程。妇科推拿学是中医妇科学的有机组成部分,属于中医妇科学的范畴。它是以中医妇科学的基础理论为指导,应用推拿疗法预防和治疗妇科常见病和多发病的一门学科。

　　本教材系统介绍了妇科推拿学的基本理论和相关诊断及推拿治疗方法,对妇科常见疾病的辨证施治规律与推拿技能进行了详细的阐述,并将中医妇科学理论知识与推拿手法治疗紧密结合,强调知识的联系性和内在逻辑性,重视妇科推拿学的实用性和发展性,突出妇科常见病、多发病的临床诊治,充实新知识、新技能。如在内容上增加小知识和小提示、女性生殖系统解剖与生理、妇科体格检查与常用的辅助检查,并在每节的后面补充了复习思考题等,进一步增强中西医相结合的理念,使本教材更具系统性、先进性、创新性;在治疗上既侧重推拿技能的实用性,又能体现本专业的特色和实力。

　　本教材编者均常年从事妇科推拿教学与临床治疗工作,为适应当前医学发展的需要,本书在体现专业特色的同时,力求体现思想性、科学性、先进性、启发性和实用性,做到理论知识简明扼要、推拿技能密切联系临床,既能满足妇科推拿教与学的需要,亦可满足其他相关专业学生自学的需要,以及本专业从业人员的需求。

　　本教材分为总论、各论和附论三部分,共十三章。其中,总论部分主要介绍中医妇科学的基础知识、基本理论和基本技能,包括女性生殖生理、妇科疾病的病因病机、妇科疾病的诊断和辨证、妇科疾病的治法及预防与保健等;各论部分主要介绍妇科常见病的基本理论和推拿治疗方法,分为月经病、带下病、妊娠病、产后病、妇科杂病等;附论部分主要介绍女性生殖系统解剖与生理、妇科体格检查与常用的辅助检查等。

　　本教材主要适用于针灸推拿、中医骨伤科、康复治疗、护理专业等使用。

　　在教材的编写过程中,河南推拿职业学院领导对本教材的编写和审定给予了极大的关注与支持,并提出了宝贵的意见。在此特表示衷心感谢!

　　在编写过程中,我们注意总结教学经验,集思广益,力求编出特色。由于水平所限,书中错谬之处在所难免，敬请广大师生在使用本教材的过程中不断提出宝贵意见，以便今后进一步修订和完善。

《妇科推拿学》编委会

2016 年 11 月

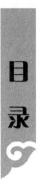

目 录

总 论

各 论

附　论

总　论

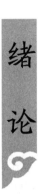

绪 论

　　女性在解剖上有胞宫（子宫）、胞脉、胞络、阴道、子门、阴户、玉门等器官或组织，在生理上有月经、妊娠、产育和哺乳等特点。因此，在疾病方面就产生了月经病、带下病、妊娠病、产后病、妇科杂病等不同病种。

　　妇科推拿学属于中医妇科学的范畴。它是以中医妇科学的基础理论为指导，应用推拿疗法预防和治疗妇科常见病和多发病的一门学科。

　　妇科学虽然是一门专门学科，但它与其他学科，特别是内科学有着密切的联系。因此，研究妇科推拿学，不仅要具备妇科学的知识，而且要善于运用祖国医学的整体观念来进行探讨。

第一章　女性生殖器官

女性生殖器官包括胞宫、胞脉、胞络、阴道、子门、阴户、玉门等。研究女性各生殖器官的位置、形态、功能、特性,便于正确认识女性生理特点,能够有效预防和治疗妇科疾病。

一、胞宫、胞脉、胞络

(一)胞宫

胞宫,是女性重要的内生殖器官,又名女子胞、子宫等。

1.胞宫的位置

胞宫位于带脉之下,小腹正中,直肠之前,膀胱之后,下口连接阴道,与现代医学子宫的解剖位置一致,见图1。

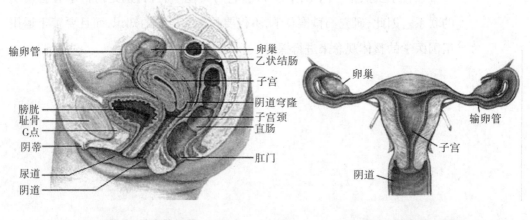

图1　子宫的位置　　　　　　　　图2　输卵管、卵巢

2.胞宫的形态

子宫在未孕状态下呈前后略扁的倒梨形,壁厚而中空。子宫下部呈圆柱状,暴露于阴道部分的为子宫颈口,中医称子门。中医学的胞宫形态除了包括西医子宫的实体之外,还包括两侧的附件(输卵管、卵巢),见图2。

3.胞宫的功能与特性

(1)胞宫的功能:主要是产生月经和孕育胎儿。

(2)胞宫的特性:主要是在胞宫的主司下具有明显的周期性月节律。胞宫不同于一般的脏腑:一方面胞宫的形态中空似腑,功能藏精似脏;另一方面胞宫有亦藏亦泻、藏泻有时的特性,如经期、分娩期表现为泻而不藏,非经期、妊娠期表现为藏而不泻;再者胞宫与其他脏腑无表里配属关系,故被称为"奇恒之腑"。

(二)胞脉

胞脉是分布在子宫上的脉络。胞脉由心所主,将阴血下注于子宫,以维持子宫的正常功能。

(三)胞络

胞络是指络于子宫的脉络。子宫下脱,是因为气虚,令维系子宫之韧带缓纵松弛,中医称为胞络损伤。可见胞络具有维系子宫位置的作用。

二、阴道、子门

阴道、子门是女性内生殖器官的一部分。

(一)阴道

阴道又称产道、子肠,是指胎儿分娩时所经之道路,是连接子宫与阴户的通道,见图3。

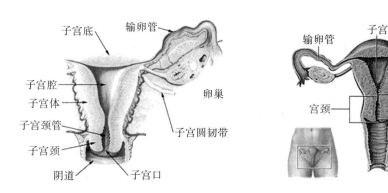

图3 阴道

阴道是防御外邪入侵的关口,是排出月经、恶露、带下,娩出胎儿的器官,也是阴阳交合的器官。阴道可反映女性脏腑、精气血津液的盛衰,如肾、肝、脾功能正常,则阴道发育正常,阴中润泽;若肝肾不足,可引起阴道发育不良,或阴道干涩。

(二)子门

子门是指子宫颈口的部位,又称子户。

子门是预防外邪侵犯子宫的第二道关口,也是排出月经和娩出胎儿的通道。

三、阴户、玉门

阴户、玉门是中医学女性外生殖器官的解剖名称。

（一）阴户

阴户，是指女性外阴，居于阴道口外的前后左右，包括西医学所指的女性阴蒂、大小阴唇、阴唇系带及阴道前庭的部位。

（二）玉门

玉门，是指阴道口和处女膜的部位，又名龙门、胞门，古称廷孔。

阴户、玉门是排出月经、带下、恶露和生育胎儿的出口，也是合阴阳之入口，又是防御外邪入侵子宫的第一道关口。

复习思考题

1. 试述胞官的位置、形态、功能及特性。

2. 简述阴道、子门、阴户、玉门的位置和功能。

3. 胞官为什么被称为"奇恒之腑"？

第二章　女性生理特点

女性生理特点包括月经、带下、妊娠、产育。研究女性的生理特点,找出其活动规律,必须了解脏腑、经络、气血、天癸和胞宫的内在联系及其在女性生理中的特殊作用,这样才能正确认识女性的经、孕、产、乳等特殊功能,有效地防治经、带、胎、产、杂病。在女性一生中各个年龄阶段又有不同的生理特征,本章分五节介绍女性的生理特点和女性一生各期的生理特点。

第一节　月经生理

月经,是指有规律的周期性的子宫出血。月经是女性最显著的生理特点,月经初潮标志着青春期的到来,并已开始具备生殖能力。初潮后的 30 ～ 35 年,一般每个月来一次月经,月月如期而至,故称月经,也称月事、月信、月水、月讯、经水、经候等。

一、月经的生理现象

1. 初潮

第一次月经来潮,称为初潮。月经初潮是女子进入青春期的主要标志。月经初潮年龄一般为 11 ～ 16 岁,多在 13 ～ 14 岁,即"二七"之年。可早至 10 ～ 13 岁,迟至 16 岁。月经初潮的迟早,受各种内外因素的影响,如地域、气候、风俗、种族、营养、体质等。体弱或营养不良者,初潮可推迟,而体质强壮及营养良好者,初潮可较早或正常。部分少女初潮后 1 ～ 2 年,月经不按周期来潮,或提前,或推后,或停闭数月再来,这是肾气未盛、天癸初至尚未稳定之故,一般随着身体发育成熟,可恢复正常。

2. 周期

月经有节律的周期性,出血的第 1 天为月经周期的开始,两次月经第 1 天的间隔时间称为一个月经周期,一般为 28 天左右。周期的长短因人而异。"经贵乎如期",每个女性的月经周期都有自己的规律性,但一般应不能提前或推后 1 周以上,即周期在 21～35 天以内,且有规律者,也属于正常月经周期。

3. 经期

即每次行经持续时间。正常经期为 3～7 天,多数为 3～5 天。第 1 天经量不多,第 2、第 3 天经量最多,第 4 天开始渐少,持续时间不超过 7 天。

4. 月经的量、色、质

经量是指经期排出的血量,一般以每月经量 30～80 毫升为适中,超过 100 毫升为月经过多。经色是指月经的颜色,多为暗红色。经质是指经血的质地,正常经质是不稀不稠,不凝固,无血块,无特殊臭气。

5. 经期反应

部分女性行经前或行经初期,可出现胸乳略胀、小腹略坠、腰微酸、情绪易波动等现象,经后自然消失,此不属病理,这是由于经前冲任气血充盛,气血变化较剧,子宫的血流量增加,气机易于郁滞,经净后气血恢复,症状自然消失。

6. 绝经

女性一生中最后一次行经后,停闭 1 年以上,称为绝经。我国女性绝经年龄一般为 45～55 岁,平均 49.5 岁。绝经前 1～3 年,会出现月经紊乱,或周期不定,或量多量少,逐渐终止不来。

正常的月经是一月一行,但也有身体无病而月经周期异于常人的,如两个月来潮一次者,称为"并月";3 个月一潮者,称为"居经"或"季经";一年一行者称为"避年";终生不来月经而能受孕者,称为"暗经";受孕初期仍按月行经,量少而无损于胎儿者,称为"激经",又称"盛胎"或"垢胎"等,均是特殊月经现象,若全身无不适,不影响生育,可不作病论。若伴有子宫发育不良,或影响生育者,则要及早诊治。

二、月经产生的机理

月经的产生,是女性发育到成熟的年龄阶段后,天癸、脏腑、气血、经络协调作用于胞宫的生理现象。因此,月经产生的机理必须从天癸、脏腑、气血、经络、胞宫与月经的关系等方面进行阐述。

1. 天癸与月经

天癸,男女皆有,是肾精肾气充盛到一定程度时体内出现的具有促进人体生长、发育和生殖的一种精微物质。天癸来源于先天肾气,靠后天水谷精气的滋养而逐渐趋于成熟,此后又随肾气的虚衰而竭止。

现代中医妇科界对天癸的基本认识为:天癸是影响人体生长、发育与生殖的一种阴精。女性天癸与月经相始终,进而认为天癸是"肾主生殖"的精微物质。

对于女性来说,"天癸至",则"月事以时下,故有子","天癸竭,地道不通,故形坏而无子也",说明它使任脉所司的精、血、津液旺盛、充沛、通达,并使冲脉在其作用下,广聚脏腑之血,而血盛,则冲任二脉相资,血海满溢,月经来潮。"七七"之年后,又随肾气的虚衰而天癸竭,导致绝经,故天癸主宰月经的潮与止。

2. 脏腑与月经

五脏的生理功能是化生和贮藏精、气、血、津液,六腑的功能是受纳和传化水谷,脏腑互为表里。五脏之中,肾藏精,肝藏血,脾生血,心主血,肺主气,气帅血,在月经产生中各司其职,加肾气旺盛,使天癸泌至,任通冲盛;肝血充足,气机条达,血气调畅,则经候如期;脾胃健运,化谷为血,则血海充盈,血循常道。故月经的产生,与肾、肝、脾关系尤为密切。

(1) 肾:在月经产生的过程中起主导作用。肾藏精,主生殖,为先天之本,元气之根。精是构成人体的基本物质,是人体生长发育生殖的基础,包括先天之精和后天之精。

肾藏精,精能生血,精血同源,相互化生成为月经的物质基础。精又能化气,肾精化生肾气,肾气主宰着天癸的至与竭,任冲的通盛与虚衰。

肾为阴阳之本,肾阴又称为"元阴""真阴",是人体阴液的根本,对脏腑起着滋润濡养的作用;肾阳又称为"元阳""真阳",是人体阳气的根本,对脏腑起着温煦生化的作用。肾阴肾阳相互依存,相互制约。肾阴阳平衡协调,才能维持机体生理正常。

另外,肾与脑髓相通,肾主骨生髓通脑,脑为元神之府,主宰人体的一切生命活动,月经的产生,也离不开脑的调节。肾司开阖,亦主子宫的藏泻有常。

总之,肾藏精化气,为天癸之源、冲任之本,气血阴阳之根,生髓通脑,联络子宫,通过多种途径对月经的产生发挥作用,故肾在月经的产生中居于主导地位。

(2) 肝:藏血,主疏泄,性喜条达而恶抑郁。肝脏具有贮藏血液、调节血量及疏通、调畅气机的作用。在月经产生中,肝血下注血脉,司血海之定期蓄溢,参与月经周期、经期及经量的调节。

(3) 脾(胃):脾主运化,为后天之本,气血生化之源;脾气主升,主统摄血液。脾气健运,气血充足,血循常道,月经如常。胃主受纳,为水谷之海,多气多血之腑,足阳明胃经与冲脉会于气街,故有"冲脉隶于阳明"之说。胃中水谷盛,则冲脉之血旺,血海满盈,由满而溢,月事以时下。

(4) 心:主血,其充在血脉,心气有推动血液在经脉内运行的作用;心通过胞脉与子宫相通;若心血旺盛,心气下通,血脉流畅,入于胞脉,则月经如常,胞脉不充或胞脉闭阻均可影响月经正常来潮。又心居于上焦而属火,肾居于下焦而属水,心肾相交,水火既济,上下交通,血脉流畅,则月事如常。

(5)肺:主气,调节气机,通调水道,肺朝百脉,若雾露之溉而输布精微于全身,下达于子宫,参与月经的产生与调节;心肺皆处于上焦,心主血,肺主气,共同调节气血之运行。

在产生月经过程中,又心主神明,肝主谋略,脾主思虑,肺主治节,肾主藏志,脑为元神之府。在脑的主宰下,这些精神活动和思维意识,对月经的产生均有调节作用。

3. 气血与月经

女性以血为本,以血为用,血是月经的主要成分。气为血之帅,血为气之母。气能生血,又能行血、摄血。血依赖气的升降出入运动而周流全身。在月经产生的机制中,血是月经的物质基础,气是血脉运行的动力,气顺血和,经候如常。

4. 经络与月经

经络是经脉和络脉的合称。是内属脏腑、外络肢节、联系全身、运行气血的通路。与女性的生理、病理关系最大的是奇经八脉中的冲、任、督、带。其生理功能主要是通过起止、循行路线和各自的功能对十二经脉气血运行起蓄溢和调节作用,并联系胞宫、脑、髓等发挥作用。

 【小知识】

经络的循行路线与功能作用

①循行路线。冲、任、督三脉同起于胞中,一源三歧。带脉环腰一周,络胞而过。冲、任、督在下腹部的循行路线正是女性生殖器官所在部位,冲、任、督、带经气参与月经产生的活动。

②功能作用。冲、任、督、带四脉有如湖泽一样的蓄存功能。十二经脉气血旺盛流溢于奇经,使奇经蓄存着充盈的气血发挥各自的功能。冲为血海,为"十二经之海",广聚脏腑之血;"任主胞胎",为"阴脉之海",总司精、血、津、液等一身之阴;督脉为阳脉之海,总督一身之阳。督脉属肾络脑;任督相通,调节一身阴阳脉气的平衡协调;带脉约束诸经,使经脉气血循行保持常度。在天癸的作用下,冲、任、督、带各司其职,调节着月经的产生并维持其正常的生理状态。

5. 胞宫与月经

胞宫是化生月经和受孕育胎的内生殖器官。在肾、天癸的调节下,冲、任二脉广聚脏腑之精血津液,受督带约,协调作用于胞宫,使月经来潮。

综上所述,月经的产生是肾气、脏腑、天癸、气血、经络协调作用于胞宫而产生的生理现象。其中以肾为主导,天癸是促进人体生长发育和生殖的物质基础与动力,冲任则聚集脏腑之阴血下达于胞宫,使胞宫藏泻有期,月经按时来潮。可见肾、天癸、冲任、胞宫是月经产生的中心环节,各环节相互联系、相互协调,调节着月经的产生。

复习思考题

1. 何谓月经和初潮?

2. 试述月经的生理现象。

3. 简述月经产生的机制。

4. 试述天癸与月经的关系。

5. 何谓季经、避年、暗经和激经?

第二节 带下生理

带下有广义和狭义之分。广义的带下,泛指女性带脉以下的疾病,即经、带、胎、产、杂病。狭义的带下,指女性阴中流出的一种黏性液体。狭义的带下又有生理性和病理性之别。本节主要阐述生理性带下。

一、带下的生理现象

生理性带下是指润泽于阴户和阴道内的无色无臭、黏而不稠的液体,俗称白带。虽说女子带下生而即有,但要到肾气盛、天癸至、性发育成熟期才有明显分泌,且其量与性状有周期性变化,一般经前期带下略多而黏稠;经间期带下量增多,质清晶莹而透明,具有韧性可拉长,是有利于受孕的征兆;妊娠期带下稍有增加而稠厚;绝经后带下明显减少。

生理性带下是人体正常的津液,是肾精下润之液,具有濡润、充养前阴空窍的作用,并能抵御病邪的入侵,提示种子之"的候",反映阴液的充盛与亏虚。

二、带下产生的机理

生理性带下是在人体脏腑经络协调作用下产生的津液。

1. 脾肾与带下

带下为津液之一,与其产生关系最大的脏腑是肾、脾。肾藏精,主司津液,带下随肾中精气的充盛、天癸的泌至而产生,并随肾气的盛衰和天癸至与竭而变化。青春期前肾气未盛,天癸未至,带下量少;"二七"之年,肾气盛,天癸至,带下明显增加;"三七"开始肾气平均,发育成熟,带下津津常润,绝经期前后,肾气渐虚,天癸渐竭,真阴渐亏,带下减少,阴中失润。所以说生理性带下是由肾精所化,禀肾气藏泄,布露于胞宫,润泽于阴道。

脾主运化,为气血津液生化之源,主行津液,布精微。脾气转输运化津液,使之各行其道,津液渗于前阴空窍,与精之余合而为带下。

2. 任、督、带三脉与带下

带下的产生与任、督、带三脉直接相关。带下为阴液,而任脉为阴脉之海,主一身之阴液,任脉出胞中循阴器,任脉与带下的生理、病理直接相关。带脉约束带液,使带液泌之有常。任、督、带三脉互相联系,任脉所司之阴液,若失去督脉的温化,则化为湿浊之邪,伤于带脉则为带下病。

综上所述,生理性带下为人体阴液,是随肾中精气旺盛,天癸泌至,禀肾收藏、施泄;经脾运化、输布;由任脉所司,督脉温化,带脉约束而生成,适量渗溢于阴道阴户,以润泽前阴空窍。

复习思考题

1. 试简述生理性带下。
2. 何谓广义带下?

第三节　妊娠生理

妊娠是从受孕至分娩的过程。妊娠全程40周,即280天。

一、受孕机理及条件

女性发育成熟后,月经按期来潮,就有了孕育的功能。《女科正宗·广嗣总论》说:"男精壮而女经调,有子之道也。"这概括了受孕的条件。"男精壮"包括正常的性功能及正常的精液;"女经调"包括正常的月经及排卵等。受孕的机制在于肾气充盛,天癸成熟,冲任脉通盛,男女之精适时相合,便可构成胎孕。妊娠后经十月怀胎,则"瓜熟蒂落",足月分娩。

二、妊娠生理现象

1. 停经

生育期有性生活史的健康女性,月经一贯正常而突然停闭,首先应考虑妊娠。应做相关检查以助诊断。

2. 早孕反应

部分孕妇在妊娠早期会出现择食、厌食、晨起头晕恶心、倦怠思睡等早孕反应。是由于血海不再下泄,冲脉气盛,易于上逆犯胃。一般不影响生活和工作,3 个月内逐渐消失。

3. 妊娠脉象

妊娠后出现脉滑,是中医候胎重要依据之一。妊娠脉,轻取流利,中取鼓指,重按不觉。但若肾气虚弱,气血不足,或年岁已高的女性有孕,滑脉常不明显。若精血不足者,孕后可出现沉涩或弦细脉。

4. 子宫增大

孕后子宫育胎,变化最大。孕 40 多天即可扪及子宫增大变软,子宫颈呈紫蓝色而质软。妊娠 8 周时,子宫增大如非孕时的 2 倍。妊娠 12 周,子宫增大如非孕时的 3 倍,可在耻骨联合上方触及。

5. 乳房变化

乳房自孕早期开始增大、发胀。乳头增大变黑,易勃起。乳晕加大变黑,乳晕外周散在褐色小结节状隆起。

6. 下腹膨隆

妊娠 3 个月以后,宫底随妊娠进展逐渐增高,可于下腹部手测子宫底高度以了解胎之长养。

7. 胎动、胎心

胎儿在子宫内冲击子宫壁的活动,称为胎动。一般在妊娠 4 个月开始自觉有胎动,有时在腹诊时可以触到或看见胎动。孕 5 个月后,可用一般听诊器在孕妇腹壁听到胎心。

此外,孕妇还可出现带下增多、小便频数、大便秘结、下肢轻度肿胀、面部有妊娠斑等变化。

妊娠一般一胎,若一孕两胎称"双胎"或"骈胎",一孕三胎者称为"品胎"。

三、预产期的计算

孕期从末次月经第 1 天开始计算,以 28 天为一个妊娠月,妊娠全程 10 个月,即 40 周,280 天,届期自然分娩,是为正产。预产期的计算方法:一般从末次月经的第 1 天算起,月数加 9(或减 3),日期数加 7(农历加 14)。在预产期前后两周内分娩属正常范围。

复习思考题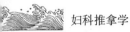

1. 何谓早孕反应？一般在妊娠几个月左右自然消失？

2. 试述孕后的正常脉象。

3. 预产期如何计算？

第四节　产育生理

产育包括分娩、产褥和哺乳，是与女性生育密切相关的三个阶段，每个阶段都会出现一系列的生理变化。

一、分娩

分娩是指成熟胎儿和胎衣从母体全部娩出的过程。分娩过程的处理，属于产科专科，这里主要介绍临产、正产现象。

（一）临产先兆

在分娩发动前的数周，孕妇均有一些临产先兆出现。

妊娠末期胎头入盆后，孕妇骤然有释重感，呼吸变得轻松，但可能感到行走不便和尿频。

有些孕妇在临产前可出现"试胎"和"弄胎"，即在产程正式发动前的一段时间内，可出现间隔与持续时间不恒定、强度不增加的"假阵缩"，临床上应仔细观察，以区分真假。妊娠八九个月，或腹中痛，痛定仍然如常者，古称"试胎"。若妊娠足月，腹痛或作或止，腰不痛者，古称"弄胎"。二者均不是真正临产，宜安心静候。

（二）正产现象

分娩又称正产。正产的现象有见红、腰腹阵痛、离经脉等。

1. 见红

指接近分娩发动或分娩已发动时，阴道内出现少量血性分泌物和黏液。如果血量多应考虑有无异常情况。

2. 腰腹阵痛

从有规律的宫缩开始至宫口开全的腰腹部阵发性疼痛，称腰腹阵痛。阵痛持续时间逐渐延长，间隔时间逐渐缩短，子门渐开。开始时阵痛间隔时间约 15 分钟，逐渐缩短为 5～6 分钟，最后为 2～3 分钟，持续 30 秒以上，分娩正式发动。

3. 离经脉

临产时可扪得产妇中指本节有脉搏跳动,或尺脉转急等,称为离经脉,是临产的征兆之一。

分娩时子门开、胞衣破、浆水出,胎儿胎衣依次娩出。

总之,产时出现腰腹阵阵作痛,小腹重坠逐渐加重,子门也随之开大至开全,阴户窘迫,胞衣破、浆水出,胎儿胎衣依次全部娩出,完成分娩过程。分娩是否顺利,取决于产力、产道、胎儿、精神因素四者的相互协调。若产力异常,如宫缩过频、过强、过短、过弱或失去节律,或胎儿发育异常、胎位异常,或产道异常,均可影响分娩的进程,造成难产。此外,还有一些因素也能直接或间接影响分娩顺利进行,如产妇的精神状态对正常分娩的进展有直接影响;产妇的体质、年龄、产次、分娩间隔、胎盘的大小、破膜过早等均在一定程度上影响分娩及易发生并发症。《达生篇》总结出临产六字真言,"睡、忍痛、慢临盆",对产妇的顺利分娩具有一定的指导意义。

二、产褥

分娩结束后,产妇除了乳腺外全身各器官恢复至孕前状态所需的一段时间,称为产褥期,又称产后,一般需6～8周。

产后1周称新产后,产后1个月称小满月,产后百日称大满月。由于分娩时的产创与出血和产程中用力耗气,产妇气血骤虚,因此,新产后可出现畏寒怕冷、微热多汗等"虚"象;又分娩后子宫缩复而有腹痛及排出败血、浊液等"瘀"候,故产褥期的生理特点是"多虚多瘀"。

分娩后排出的子宫内遗留的败血、浊液,称为恶露。先是暗红色的血性恶露,也称红恶露,一般持续3～4天;后渐变淡红,量由多渐少,称为浆液性恶露,一般7～10天;随后渐为不含血色的白恶露,一般2～3周干净。若血性恶露持续10天以上仍未干净,应考虑子宫恢复不良或感染,应予以诊治。

三、哺乳

顺产者,产后30分钟即可开始哺乳。新生儿吮吸乳头,可刺激乳房尽早泌乳,促进母体子宫收缩,减少产后出血。产后1周内分泌的乳汁,称为初乳,呈淡黄色,质较稠,含有较多的免疫球蛋白,有助于提高新生儿的免疫力,增强抗病能力,促进胎粪排出。母乳是婴儿的最佳食物,不但营养丰富,便于喂养,还可建立母子亲密的感情。因此,应大力提倡母乳喂养。

哺乳次数按需供给。哺乳时限一般以10～12个月为宜。4个月后婴儿适当增加辅食。哺乳期大多月经停闭,少数也可有排卵,月经可来潮,故要采取工具避孕。必须注意的是,在停止哺乳后,务必用药物回乳,以免发生月经病、乳房疾病。

乳汁与月经均为血所化生,赖气以行。精血津液充足,能化生足够的乳汁哺养婴儿。在哺乳期使产妇保持精神舒畅,营养充足,乳房清洁,按需哺乳,这对保证乳汁的质和量有重要意义。哺乳期女性大多月经复潮延迟,有的在哺乳期间月经一直停止不潮,平均产后4~6个月恢复排卵。产后月经复潮较晚者,在首次月经复潮前多有排卵,故有受孕的可能,哺乳期采取工具避孕为宜。

月经、带下、妊娠、产育和哺乳都是女性的生理特点,女性各期的生理产生的机制都与脏腑、天癸、气血、经络、胞宫有密切关系,而各生理特点之间也存在着一定的内在联系。

复习思考题

1.产育生理包括哪些方面?

2.何谓产褥期? 一般规定为几周?

3.什么是恶露? 产后恶露正常持续多长时间?

4.初乳的定义是什么? 哺乳时限一般多长为宜?

第五节　女性各期的生理特点

《素问·上古天真论》指出,女子在7岁左右,肾气开始旺盛,促使生殖器官逐渐发育,同时更换乳齿。14岁左右,天癸开始成熟。由于天癸的作用,使任脉畅通,冲脉冲盛,随之月经初潮,也有了受孕生育的能力。但月经初潮并不标志着身体及生殖机能已经完全发育成熟,而是刚刚开始,还要随着肾气的不断充盛才能完全成熟,所以要到28岁("四七")左右,才发育到极盛时期,此时筋骨坚强,身体壮盛。及至49岁("七七")左右,肾气逐渐衰退,天癸的作用也逐渐消失,冲任亦衰,地道不通,月经停止,不再受孕。由于古代和现代生活条件不同,在分期的时间划分上略有差异,本节根据女性解剖生理和生长发育的特征,随着年龄的增长和机体表现的不同,将女性一生分为幼年期、青春期、成熟期、更年期、绝经期五个阶段。

一、幼年期

女子到10岁左右,因肾气渐盛,故身体生长发育很快,乳齿已换为恒齿,卵巢中也有少数卵泡发育,但不到成熟程度,女性特征开始有所显现,至11~12岁时乳房开始发育而稍隆起。

二、青春期

自月经出现至生殖器官发育成熟,一般为 13~18 岁。这个时期的生理特点是身体及生殖器官均很快发育成长,月经开始来潮,同时第二性征出现。在此期乳房发育更加丰满、隆起,骨盆更加宽大,骨盆横径的发育大于前后径的发育,胸、肩、臀部皮下脂肪的积聚构成了女性特有的体态。

三、成熟期

成熟期是指生殖器官发育成熟、机能旺盛的阶段。此时体内的"肾气"已经充盛而稳定,月经周期建立,卵巢有周期性的排卵,具有生育能力。这阶段一般从 18 岁开始,持续 30 年左右。

四、更年期

一般发生于 45~55 岁,是女性由成熟期转入老年期的一个过渡时期。此期卵巢功能由活跃状态变为衰退状态,此期可出现月经紊乱,少数女性尚可出现一些全身反应,如面部潮红、心悸、头痛、头晕等现象。

五、绝经期

此期"天癸"由减退而竭止,卵巢功能进一步衰退,月经停止。绝经以后生殖器官逐渐萎缩,不再受孕。

复习思考题

1. 何谓青春期? 其特点是什么?

2. 何谓成熟期和更年期?

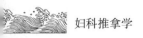

第三章 妇科疾病的病因病机

女性的疾病主要表现在经、带、胎、产和杂病等方面,这与女性的生理特点密切相关,其病因病机也有其独特的特点和规律,本章分病因和病机两节给予系统阐述。

第一节 病 因

病因,就是导致疾病发生的原因。了解病因除详细询问病史外,主要是根据各种病因的致病特点、规律和疾病的临床症状和体征来推求病因,即"审证求因",这是中医学特有的认识病因的方法。常见的妇科病因有淫邪因素、情志因素、生活因素和体质因素等。

一、淫邪因素

风、寒、暑、湿、燥、火称为六气,是指自然界一年四季的正常气候变化。如太过、不及或不应时而见,就成了致病因素,称为六淫。另外,人体阴阳的盛衰,气血津液、脏腑功能的失常,五行的胜复,也表现出类似六淫邪气的特点,这种邪自内生,故称内生五邪。妇科疾病多属内伤脏腑、天癸、气血、经络,进而影响生殖系统的病变,故内生五邪较外感六淫更为多见。在妇科病的致病因素中,以寒、湿、热为常见。

(一)寒邪

有外寒、内寒之分。外寒为六淫之一,属于阴邪,性收引主凝滞,易使气血阻滞不通。在妇科病中感寒的诱因,多由经期、产后骤遇风雨或在冷水中作业或过食生冷寒凉致寒邪乘虚入侵,凝滞气血,损伤冲任,可发生月经后期、月经过少、痛经、闭经、不孕等病证。内寒多由脾肾阳虚致温煦、气化功能减退,可发生闭经、月经后期、痛经、带下病、不孕等病证。

（二）湿邪

湿为阴邪，其性重浊黏滞，易于阻滞气机；湿性趋下，易袭阴位。湿邪致病，也有内湿、外湿之分。外湿多与气候环境有关，如气候潮湿，阴雨连绵，或久居湿地，或经期、产后冒雨涉水，湿邪内渗而致病。内湿，又称湿浊内生，主要是脾失健运，水湿内停所致。湿为有形之邪，因留滞部位、时间的不同，可引起闭经、带下病、不孕等不同病证。

（三）热邪

热为阳邪，其性炎上，易生风动血。热邪致病，也可分外热和内热。外热为外感火热之邪，若乘虚而入，迫血妄行，使冲任不固，可引起月经先期、月经过多、崩漏、带下病等疾病。内热多由过食辛热助阳之品，或气郁化火，或由风、寒、湿邪所转化，或阴虚血热所致，均可迫血妄行，损伤冲任而发为以上诸病。

二、情志因素

七情，是指喜、怒、忧、思、悲、恐、惊等七种情志变化。七情太过则可引起人体阴阳失调、气血不和、脏腑功能失常而发生疾病。其特点是易伤于气，影响脏腑功能。情志因素导致妇科疾病，以怒、思、恐危害尤甚。

（一）怒

怒伤肝，怒则气上，抑郁忿怒，可致气郁、气逆，疏泄失常，易引发经行乳胀、月经后期、闭经、痛经、不孕、癥瘕等。

（二）思

思伤脾，思则气结，若忧思不解，思虑伤脾可致化源不足，或血失统摄，可发为闭经、月经不调、痛经、崩漏等。

（三）恐

恐伤肾，恐则气下，惊恐过度，可致气下、气乱，肾失闭藏，冲任不固，可致月经过多、闭经、崩漏、胎动不安、不孕等。

三、生活因素

生活失于常度，或生活环境突然改变，也会影响脏腑、气血、冲任的正常功能，从而导致妇科疾病。

（一）饮食失调

包括饮食不节、饮食不洁和饮食偏嗜等，均可导致脏腑功能失常而引起疾病。如过食辛热助阳之品，可使冲任蕴热，迫血妄行导致月经过多、崩漏等。过食寒凉，或使血为寒凝，或使脾阳受损，聚湿生痰，冲任受阻，而发生痛经、闭经、带下等。过饥过饱、择食偏嗜，使脏腑受损，气血失调，冲任功能紊乱，亦能造成妇科病。尤其在青春期、月经期、产褥期、围绝经期、老年期，这些特殊的时期有不同的生理特点和内环境，需要有不同的饮食要求,若饮食失宜,则易发生妇科疾病。

(二)劳逸失常

适当的体力劳动,对增强体质、防治疾病是必要的。但女性由于有经、孕、产、乳等生理特点,女性在月经期、孕期、产褥期特别要注意劳逸结合。过劳伤气,损伤心、脾、肾的功能,过于安逸则会影响气血的运行。

(三)房劳多产

包括产育过多、房事不禁、房事不洁等方面。女性生育过多、过频,或经期产后不禁房事,易耗气血,伤肝肾,损冲任,可引起月经病、带下病、流产、早产、子宫脱垂等。房事不禁,如在经期、产后,败血未净而阴阳交合,精浊与血相结为邪,影响冲任、胞宫,可发生妇科疾病。房事不洁,虫邪或邪毒入侵外阴、阴道、胞宫,易发生经、带、胎、产、杂病。

(四)跌扑损伤

女性在经期、孕期登高持重,或跌扑闪挫,易致胎动不安、堕胎、小产等。多次手术、术后创伤、感染,可直接损伤胞宫、胞脉、胞络,发生经、带、胎、产诸病。

此外,嗜烟酗酒或经常夜生活均影响生物钟的调节,可导致月经失调、闭经、流产、不孕。不健康、不合理的生活方式和环境因素所造成的疾病,被现代人称为"生活方式病",因此,养成良好的生活习惯,对防治妇科疾病有重要意义。

四、体质因素

人体的体质形成于胎儿期,受之于父母,并受后天影响。体质在疾病的发生、发展、转归以及辨证论治中有着重要的地位。肾主先天,又主生殖,体质体现了中医形神统一观,精神面貌、性格、情绪等对体质的识别具有重要意义。体质因素在妇科疾病中甚为重要,因女性有特殊的体质特点,故治疗时需时时固护精血。

不同类型的体质因素,可能影响机体对某种致病因素的易感性,即在同样的生活环境中,体质强健者在致病因素作用下不会致病,而体质虚弱者则易为致病因素的攻击而发生疾病。体质强健者,病轻而易治;体质虚弱者,病重而难愈。

人体由于先天禀赋的不同,后天营养状态和生活习惯的影响,可以形成不同类型的体质,妇科疾病与体质关系密切。如女性先天肾气不足,在青春期常发生肾虚为主的子宫发育不良、月经后期、闭经、崩漏、痛经、月经过少等;在生育期容易发生月经后期、闭经、崩漏、胎动不安、不孕等;更年期则易出现早发绝经现象。又如素性抑郁、性格内向者,易发生以肝郁为主的月经先后无定期、痛经、绝经前后诸证等。如素体脾气虚,又常导致脾虚为主的月经先期、月经过多、崩漏、带下病等。虽感同样的湿邪,体质不同,可以寒化或热化,表现为不同的证型。总之,体质因素使人对某些致病因素存在极大的易感性和患病证型的倾向性。

1. 导致妇科疾病的病因有哪些?

2. 为什么说寒、热、湿邪最易引起妇科疾病?

3. 生活因素包括哪几个方面?

4. 情志因素中对妇科病影响较大的是哪几方面?

第二节 病 机

病机,是指疾病发生、发展及变化的机理。女性的经、孕、产、乳、带均与脏腑、气血、经络的生理功能有关,并受肾—天癸—冲任—胞宫生殖轴的调控。因此,只要致病因素的侵袭引起了脏腑功能失常,气血失调,冲、任、督带损伤,胞宫、胞脉、胞络受损,肾—天癸—冲任—胞宫生殖轴失调都可以发生妇科疾病。

一、脏腑功能失常

人体是以五脏为中心的有机整体,脏腑生理功能紊乱或脏腑气血阴阳的失调,均可导致妇科疾病,其中与肾、肝、脾三脏关系最为密切。

(一)肾的病机

肾藏精,肾精所化生之元气,主宰着人体生长、发育和生殖;又胞络系于肾,冲任之本在肾,故肾在妇科疾病的发病中占有重要地位。其病机主要有肾气虚、肾阳虚、肾阴虚。

1. 肾气虚

肾气虚,主要是指肾的封藏、摄纳功能不足。肾气的盛衰与天癸的至与竭,直接关系到月经与妊娠。如若先天肾气不足或后天损伤肾气,致精不化血,冲任血海匮乏,可发生闭经、月经后期、月经过少、不孕等;若肾气不足,冲任不固,封藏失职可致月经先期、月经过多、崩漏等,胎失所系可致胎动不安、滑胎等,摄纳或系胞无力则致子宫脱垂等。

2. 肾阳虚

肾阳虚,主要是指肾的阳气不足,温煦气化功能减弱。若肾阳虚,上不能温煦脾土,致脾肾阳虚,可发生经行泄泻、子肿等病证;下不能温养冲任、胞宫、胞脉,可发生月经后期、闭经、宫寒不孕等病证。

3. 肾阴虚

肾阴虚,主要是指肾阴精不足,濡润功能减弱。肾阴亏虚,精亏血少,致冲任精血不足,可致月经后期、闭经等;冲任亏虚,胞宫胞脉失养,可致痛经、闭经等;肾阴亏虚,阴虚生热,热伏冲任,迫血妄行,则发为月经先期、崩漏、胎动不安等;若肾阴虚,不能制约心火,心肾不交,可发生子烦、绝经前后诸证等病证。

阴损可以及阳,阳损可以及阴,若病程日久,往往可致肾阴阳两虚,上述病证可以夹杂出现。

（二）肝的病机

肝藏血,主疏泄,性喜条达而恶抑郁。肝体阴而用阳,具有贮藏血液和调节血流、血量的生理功能,又有易郁、易热、易虚、易亢的特点。女性以血为本,若素性忧郁,或七情内伤,或他脏病变伤及肝木,则肝的功能失常,表现为肝郁气滞、肝郁化火、肝经湿热、肝阴不足,影响冲任,导致妇科疾病。

1. 肝郁气滞

气机郁滞,冲任不调,血海盈溢失常,可见月经先后无定期等;气滞血瘀,脉络受阻,可见痛经、闭经、经行乳房胀痛等。

2. 肝郁化火

肝气久郁化火,伤及冲任,迫血妄行,可引起月经过多、崩漏、胎动不安等病证。

3. 肝经湿热

肝气横逆犯脾,生湿化热,湿热下注,任脉不固,带脉失约,可致带下病、阴痒等病证。若湿热蕴结胞中,瘀阻冲任,冲任不畅,则发生不孕、癥瘕等。

4. 肝阴不足（含肝阳上亢和肝风内动）

若素体肝肾阴虚,或热病伤阴,肝阴不足,冲任亏虚,血海不盈,可致月经过少、闭经、不孕等。肝阴不足,阴不制阳,肝阳上亢,可发生行经头痛、子晕。若肝血素虚,经前或孕后阴血下聚冲任、胞宫,阴血更亏,肝阳偏亢,肝风内动,可引起经行眩晕、子痫等。

（三）脾的病机

脾为后天之本,气血生化之源,又主统血。脾的病机主要是脾失健运、脾失统摄、脾虚下陷。

1. 脾失健运

一方面脾虚不能正常运化水谷之精微,气血生化乏源,以致血虚气少,冲任血亏而引起月经过少、月经后期、闭经等;冲任血虚,胎失所养,则胎动不安、堕胎小产、胎萎不长等。另一方面脾虚气弱,运化失职以致水湿内停。若湿浊内停,痰饮上逆,可致妊娠恶阻;湿聚成痰,痰湿阻滞冲任,可致胞脉闭塞,或痰湿凝聚胞中,结而成块,可出现闭经、不孕等病证。

2. 脾失统摄

脾气虚弱,固摄无力,统摄无权,以致冲任失固,可发生月经先期、胎动不安、崩漏、产后恶露不绝等病。

3. 脾气下陷

脾气虚弱,中气下陷,冲任不固,系胞无力,可见阴挺等。

(四)心的病机

心藏神,主血脉,与胞脉相通。心的病机主要是心气虚和心阴虚。

1. 心气虚

心气虚,致胞脉不通,可出现月经后期、月经过少、闭经等病证。

2. 心阴虚

心血不足,影响血海按时满盈,可致月经过少、闭经等;心阴不足,心火偏亢,导致心肾不交,可发生绝经前后诸证、脏躁等病证。

(五)肺的病机

肺主气,主肃降,朝百脉而通调水道。若肺阴不足,虚火上炎,损伤肺络,可致经行吐衄;若肺气失宣,水道不利,可发生子肿、妊娠小便不利、产后小便不利等病证。

二、气血失调

女性以血为本,经、孕、产、乳期间又易于耗血,致使机体处于血常不足而气偏有余的状态。《灵枢·五音五味篇》说:"妇人之生,有余于气,不足于血,以其数脱血也。"指出气血在女性生理上的特殊情况,说明了气血失调是妇科疾病的重要病机。由于气和血是相互依存、相互滋生的,气病可以及血,血病可以及气,所以临证时既要分清在气在血的不同,又要注意气和血的相互关系。

(一)气分病机

素体虚弱,或劳倦过度,或久病大病正气受损,或肺、脾、肾的功能失常,影响气的生成,或气机异常,都可导致诸多妇科疾病。

病在气分,有气虚、气滞、气逆、气陷的不同。

1. 气虚

气虚主要与肺、脾、肾有关。如肺气虚,卫外不固,易出现经行感冒、产后发热;中气虚或肾气虚,均可致冲任不固,发生月经先期、月经过多、崩漏等;中气虚而下陷可发生崩漏、阴挺。

2. 气滞

气滞主要与肝有关。如肝气郁结,肝失疏泄,则冲任血海阻滞,可发生痛经、闭经、月经先后无定期、不孕等病证;气郁化火,火扰神明,下迫冲任血海,可发生经行情志异常、产后抑郁、脏躁、月经先期、月经过多、崩漏、胎漏等。

3.气逆

气逆常与肺、胃、肝有关。若肺气上逆,可发生妊娠咳嗽;胃气上逆,可致经行呕吐、妊娠恶阻等;肝气上逆,可见经行头痛、经行吐衄等病证。

4.气陷

气陷主要与脾的关系密切,是在脾气虚的基础上进一步发展。如中气下陷,致冲任失于固摄,可发生崩漏、阴挺等病证。

(二)血分病机

病在血分,有血虚、血瘀、血寒、血热之分。

1.血虚

导致血虚的原因很多,耗血、出血过多,尤其是月经过多、血崩或产后大出血可致血虚,脾胃虚弱或营养不良可致气血生化不足,影响女性健康。女性经、孕、产、乳均以血为用,血虚可致血海匮乏,冲任失养,而发生月经后期、月经过少、闭经、产后缺乳、不孕等病证。

2.血瘀

血瘀常因寒凝、气滞、气虚造成,也可因久病气虚运血无力而致,进而发生痛经、闭经、崩漏、月经过多、胎动不安、产后腹痛、不孕等病证。

3.血寒

若因经期、产后体虚感寒,寒凝冲任、胞宫,或素体阳虚,寒从中生,血为寒凝,冲任不畅,发生痛经、月经后期、月经过少、闭经、妊娠腹痛、产后腹痛、产后身痛、不孕等病证。

4.血热

若素体阳盛血热,或过食辛热、外感热邪,导致血热,热扰冲任,迫血妄行而出现月经过多、月经先期、崩漏等;若素体阴虚,复伤于血,阴血亏虚,阴虚生内热,热扰冲任,冲任不固,发生月经先期、崩漏等。

三、冲任督带损伤

冲、任、督、带的损伤,是妇科疾病的主要病理变化。冲为血海,与月经密切相关。任主妊养,与孕育密切相关。督司诸阳,与任脉循环往复,共同维持脉气阴阳的相对平衡,与孕育亦有关系。带脉约束诸脉,与冲、任、督共同调节生殖系统的功能。冲脉损伤,血海蓄溢失常,可发生月经失调、崩漏、痛经、闭经等。任脉受病,或致阴液不固而为带下,或妊养失司而为不孕,或气血积滞而为癥瘕。督脉为病,阳气失调,可致不孕。带脉为病,约束无权,可致带下、子宫脱垂等。

导致冲、任、督、带损伤的原因,或为直接损伤,或为间接损伤。

直接损伤是指各种致病因素,直接侵犯胞宫、胞脉,导致冲任(督带)失调,而引发妇科疾病。如由于分娩、流产或阴道手术时,消毒不严,或经期、产后使用不清洁的月经垫,或不禁房事,以致病邪乘虚侵袭胞宫,从而发生月经不调、痛经、产后发热、恶露不尽、带下、癥瘕、不孕等病证,均为冲任的直接损伤。

间接损伤是指各种致病因素先引起脏腑功能失常、气血失调,继而伤及冲任督带、胞宫、胞脉的功能,导致妇科疾病的发生。如肾气未充,冲任未盛,可致原发性闭经;脾虚生湿,湿注任带,任带不固,可致带下、阴痒;气虚下陷,冲任不固,可致月经过多、崩漏、子宫脱垂;血热妄行,冲任不固,可致月经过多、崩漏等病证。

复习思考题

1. 肾、肝、脾功能失常能引起哪些妇科疾病? 其病机如何?
2. 为什么说气血失调是妇科常见的病机?
3. 简述冲任督带的直接损伤和间接损伤。

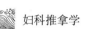

第四章　妇科疾病的诊断和辨证

诊断与辨证是疾病的治疗基础,妇科疾病的诊断及辨证方法与其他各学科基本相同,但由于女性在生理和病理上有其特点,故诊断和辨证又有独特之处。

第一节　四　诊

妇科疾病的诊断和其他各科基本一样,也要通过望、闻、问、切四种诊察疾病的基本方法以获得有关病情资料。妇科的"四诊"应突出女性的生理、病理特点,注重对经、带、胎、产等情况的了解,通过对胞宫、阴道、子门、阴户等部位的诊察,并注意采集与之相关的全身病变情况,"四诊"合参,并结合"八纲"辨证和现代诊法,进行辨析诊断,为治疗提供依据。

一、望诊

望诊,是通过对体外各部位、舌象及神态的观察,了解体内脏腑、气血变化的诊法。妇科望诊除观察患者的神志、形态、面色、唇色、舌质、舌苔之外,还应注意观察月经、带下及恶露的量、色、质的变化。必要时还需对乳房、阴户进行诊察,若男医生检查时,必须有女医务人员或患者亲属在场。

（一）望形神

形,指形态。神,指神情、神志。形是神志存在的基础,神是形体生命活动的表现,有形才有神,形健则神旺,形衰则神惫,形神反映了脏腑精气的盛衰,两者关系密切,故形神应合参。

在妇科临床上,望形神的变化对诊断疾病的性质和轻重有重要参考价值。若神志清楚,表情痛苦,捧腹曲背,面色青白,多为妇科痛症;若面色苍白、肢冷汗出、神志淡漠,甚至昏不知人,多为妇科血证;若高热烦躁甚至神昏谵语、面赤唇红,多为妇科热证;若妊娠晚期或产时或产后突发四肢抽搐、面青唇紫、项背强直、神昏口噤,多见于子痫或产后痉证。

望形体还应注意观察体格发育情况,女性自青春期开始,其胸廓、肩部、臀部逐渐丰满,乳房逐渐隆起,有腋毛、阴毛生长,表现出青春少女的体态,为肾气旺盛。若年近二十,仍形同幼女,性征发育欠佳,多为肾气亏虚。若形体肥胖,多为脾虚痰湿,常有月经不调、闭经、不孕等病证。

（二）望面色

面部色泽的变化,可以反映脏腑虚实和气血盛衰。妇科临证时,若面色萎黄,多为脾虚血少,可见月经后期、月经过少、闭经、不孕、带下等;淡白无华,多属血虚或失血证,如月经过多、产后出血、崩漏、堕胎等;面色苍白虚浮,多属气虚夹湿或阳虚水泛,见于经行浮肿、子肿、经行泄泻等;颧红面赤,多属阴虚火旺,见于闭经、绝经前后诸证等;面色晦暗,多属肾虚,可见闭经、绝经前后诸证、滑胎、带下、不孕等。

（三）望舌象

舌象包括舌质、舌苔。舌为心之苗窍,但五脏六腑通过经络直接或间接与舌相连,脏腑精气均上荣于舌,故脏腑的病变都反映于舌。

1. 望舌质

舌质的颜色、形态、荣枯等情况可反应脏腑气血的盛衰和病邪的性质、深浅及津液的盛衰。

舌质深红者,多为血热;舌尖红赤者,为心肺有火;舌边红赤者,为肝胆火炽;舌质绛红者,为热入营血;舌色淡红者,多属血虚、气虚;舌色淡白者,多为气血两亏,或阳虚内寒;舌质暗红者,多属气血郁滞;舌有瘀斑紫点者,多属血瘀;舌质青紫者,多为寒凝血瘀。

舌形胖大湿润者,多属脾虚、湿盛;舌形瘦小者,多属津亏血少;舌形瘦小色淡者,气血两虚;舌形瘦小色红而干者,多属阴虚血热;舌面裂纹者,多是热邪伤阴,或血虚不荣,或脾虚湿浸。

2. 望舌苔

舌苔的颜色,可察病变之寒热;舌苔的厚薄,可辨邪气之深浅;舌苔的润燥,可验津液之盛衰。白苔主寒证、表证,苔白薄者,多为气虚,或外感风寒;苔白厚腻者,多为湿浊内停,或寒湿凝滞。黄苔主热证、里证,苔黄薄者,多属血热轻证,或外感风热;苔黄厚而干者,多属血热重证,或里热炽盛;苔焦黄,或焦老芒刺者,多属热结在里。灰苔主湿证、里证,苔灰而润者,多属痰饮内停,或寒湿内阻;苔灰而干,甚或黑苔者,多属热炽伤津或阴虚火旺或肾阴亏损。舌绛红而干,无苔或花剥苔,多属热入营血、阴虚火炽。

总之,妇科临证时,若舌红苔薄黄为血热,见于月经先期、月经过多、经行吐衄等;舌淡苔薄白为气血两虚或阳虚内寒,可见月经过少、不孕等;舌体胖大,边有齿痕,苔白腻多属脾虚痰湿内盛,可见于经行浮肿、带下病等;舌面裂纹,苔薄为热邪伤阴或阴血不足,可见月经过多、绝经前后诸证等。

（四）望月经

观察月经的量、色、质,是妇科望诊特点。一般而言,经量过多,多属血热或气虚;经量过少,多属血虚、肾虚或寒凝血滞;经量时多时少,多属肝郁、肾虚。经色红,多属血热;经色淡红,多属气虚、血虚;经色暗紫有血块,多属瘀滞。经质稠黏,多属瘀、热;经质稀薄,多属虚、寒;夹紫暗血块者,多属血瘀。

（五）望带下

根据对带下的量、色、质的观察,来辨别带下或因湿热或由脾虚、肾虚等所致,临证必当详辨。带下色白、量多、清稀,多属脾虚、肾虚;带下量多、色黄、质稠,多属湿热蕴结;带下色赤或赤白相兼,多属血热或邪毒。

（六）望恶露

望恶露是产后病的诊断依据之一,主要是观察恶露的量、色、质。恶露量多、色淡红、质稀、无臭气者,多为气虚;色鲜红或紫红、稠黏者,多属血热;量多、色紫暗有血块者,多属血瘀;色暗如败酱伴臭秽,应注意是否感染邪毒。

（七）望阴户、阴道

主要观察阴户、阴道的形态、肤色。若见解剖异常者,属先天性病变。若阴户肌肤色白,枯槁干涩,粗糙增厚或皲裂,多因肾精亏虚、肝血不足所致;阴户、阴道潮红,甚至红肿,为肝经湿热或虫蚀所致;阴道有物脱出,为阴挺,多因肾气亏虚、中气不足所致。

二、闻诊

闻诊包括听声音和闻气味。

（一）听声音

通过听患者的语声、气息的高低和强弱,来了解疾病的寒、热及虚、实。如语声低微,多属气虚;时时叹息,多属肝郁;声高有力,多属实证;女性孕后嗳气频作,恶心呕吐,多属脾胃不和,胃气上逆。

孕妇还要听胎心音,孕 18～20 周后,用听诊器在孕妇腹壁的相应部分可听到胎心音,每分钟 120～160 次。应注意胎心音的频率、节律、强弱,由此判断胎儿宫内发育情况及有无胎儿窘迫现象。

（二）闻气味

正常的月经、带下、恶露无特殊气味。若有臭秽者,多为湿热或瘀热;腥臭者,多为寒湿;恶臭难闻者,多为邪毒壅盛或瘀痰败脓,应注意是否有恶性肿瘤。

三、问诊

问诊是诊察疾病的重要方法之一,是"四诊"中重要的一环。通过问诊可以了解患者的饮食、起居等生活习惯,同时了解疾病的发生、发展、治疗经过、现在症状及其他与疾病有关的情况等,为诊断提供重要依据。在妇科疾病的诊察中,要熟练掌握与女性经、带、胎、产有关的问诊内容和问诊技巧,同时还应耐心细致、态度和蔼,才能获得真实有价值的资料。

(一)问年龄

不同年龄段的女性,由于生理上的差异,所见疾病亦各有特点。如青春期少女因禀赋不足,肾气未充,易出现月经疾患。生育期女性多由胎产、哺乳数伤于血,肝肾失常,加之生活、工作、家庭影响,致心理压力较大,易出现肝气郁结,而导致月经不调、妊娠、产后诸病。绝经期女性,脾肾日渐虚衰,常发生绝经前后诸证、恶性肿瘤等。

(二)问主诉

主诉是患者就诊时陈述的最痛苦的症状、体征及持续时间,是患者就诊的主要原因,也是判断疾病轻重缓急及辨病辨证的主要依据。书写时要准确,文字要精练。

(三)问现病史

围绕主症询问发病的时间、发病原因、开始自觉症状、病情的发展变化过程、相关的检查结果、治疗经过与效果、现在有何症状等。

(四)问月经史

了解月经初潮年龄,月经周期、经期、经量、经色、经质、气味的变化,经期前后伴随的症状及末次月经日期。老年女性应了解绝经年龄和绝经前后的情况。月经史记录格式为:

$$初潮年龄\frac{经期天数}{周期天数}末次月经时间或绝经年龄及全身局部症状$$

(五)问带下

询问带下的量、色、质、气味以及伴随的症状,如阴痒、阴肿、腹痛等。同时应了解相关的检查和治疗情况。

(六)问婚育史

问结婚年龄、孕产次数和结局(如足月顺产、难产、剖宫产、早产、自然流产、人工流产、异位妊娠、死胎、葡萄胎等)胎前产后诸病情况,产时、产褥期及哺育情况。了解是否采取避孕措施及采用何种避孕方法。对于不孕症和性病患者,应了解配偶的健康状况和性生活情况。

（七）问既往史

询问与现病有关的既往病史、手术史、药物过敏情况等。

（八）问家族史

询问家庭成员中有无传染病、遗传性疾病、肿瘤病史等。

（九）问个人史

包括职业、工作条件、生活环境、个人习惯、嗜好、家庭情况等。如久居湿地，或在阴湿地区工作，常为寒湿所侵；偏嗜辛辣，易致血热；家庭不睦，常使肝气郁结；孕后大量吸烟可致流产、死胎、畸胎、低体重儿及胎儿宫内窒息等。

四、切诊

切诊包括切脉和按诊两部分。

（一）切脉

妇科疾病寒、热、虚、实的辨证，其脉诊与其他科相同。这里仅就经、带、胎、产的常见脉象阐述如下。

1. 月经脉

（1）月经常脉：月经将至或正值经期，脉多滑利，或弦滑略数。

（2）月经病脉：脉滑数有力者，为冲任伏热，多见于月经先期、月经过多、崩漏；脉沉迟者，为阳虚内寒，可见于月经后期、月经过少；脉沉细无力，为气血亏虚，多见月经过少、闭经；脉细数无力，为阴虚血热，多见月经先期、经间期出血、不孕等；脉滑有力，为痰湿阻滞，多见月经后期、闭经、癥瘕等病证。

2. 带下病脉

带下量多本属病态，所以带下只有病脉。脉濡滑者，多属脾虚湿盛；脉沉弱者，多属肾气虚弱；脉滑数或弦滑而数者，多属湿热下注；脉沉紧或濡缓，多见寒湿。

3. 妊娠脉

（1）妊娠常脉：孕6周后，六脉平和而滑利，按之不绝，尺脉尤甚。

（2）妊娠病脉：孕后脉沉细而涩，或两尺甚弱，多为肾气虚衰，冲任不足，常见于胎漏、胎动不安、滑胎、堕胎等。若孕中末期脉弦而劲急，或弦细而数，多为肝阴不足，肝阳偏亢，应警惕子晕、子痫的发生。

4. 临产脉

孕妇临产之时可出现六脉浮大而滑，欲产时则尺脉转急，如切绳转珠。同时扪及中指两侧自中节至末节的动脉搏动，又称离经脉，是将产之候。

5.产后脉

（1）产后常脉：产后气血多虚，故脉象多虚缓平和。

（2）产后病脉：若脉浮滑而数，多属阴血未复，虚阳上浮，或外感邪气；若脉沉细涩弱，多属虚损夹瘀证。

（二）按诊

妇科疾病的按诊，主要是按察肌肤、四肢及胸腹。

1.按肌肤和四肢

医生通过用手直接按察肌肤和四肢的温度、湿度、肿胀和压痛等，以辨别病证属寒、热、虚、实，属气、血，属何脏腑等。如按其四肢冷凉，多为阳虚；手足心热，多属阴虚内热之象。妊娠肿胀者，若按胫凹陷明显，甚或没指者，多属水肿；按之凹陷不显，随手而起者，属气肿。

2.按胸腹

（1）按胸部：主要是触摸双侧乳房，触其柔软度及硬度，是否对称；其内有无硬结、肿块及其部位、大小、质地、活动度，有无触痛，表面是否光滑，有无溢乳、溢血等。

（2）按腹部：主要是了解腹部之软硬、温凉、胀满、压痛以及有无包块和包块之部位、大小、形状、质地、活动度、是否有压痛等情况。若小腹或少腹部包块坚硬，推之不移，多属癥疾；如结块不硬，推之可移，多属瘕证。若女性经行之际，小腹疼痛拒按，多属于实；隐痛而喜按，多属于虚。

对孕妇腹部按诊，可了解子宫大小与孕期是否相符，胎位是否正常。如腹形明显小于孕月，多为胎萎不长，或胎死胞中；如腹形明显大于孕月，可能为双胎、巨大儿或胎水肿满等。

总之，临床上应"四诊"合参，必要时配合西医妇科检查，才能做出正确的诊断。

复习思考题

1.妇科望诊包括哪些内容？

2.问个人史包括哪些内容？

3.问月经史包括哪些内容？

4.妇科切诊包括哪些内容？

第二节　辨证要点

妇科疾病的辨证,是以经、带、胎、产等临床特征为主要依据,结合全身症状、舌象、脉象,按照"八纲"、脏腑、气血辨证来进行证候诊断。现仅将临床最常用的脏腑、气血辨证要点列表归纳。详见表1、表2。

表1　脏腑辨证简表

脏腑 \ 证型 \ 证候		妇科证候	全身证候	舌　象	脉　象
肾病	肾气虚	月经后期,量少,色暗淡,崩漏,闭经,胎动不安,滑胎,不孕,阴挺,带下量多,质稀等	腰酸腿软,头晕耳鸣,精神不振,小便频数或尿后余沥不净	舌淡红,苔薄白	沉弱或沉细
	肾阴虚	月经先期,量少质稠,色鲜红,崩漏,闭经,绝经前后诸证,胎动不安,胎萎不长,子晕,不孕,阴痒等	头晕耳鸣,颧红,咽干,五心烦热,失眠盗汗,小便短黄,大便干结	舌红而干或有裂纹,少苔或无苔或花剥苔	沉细数无力
	肾阳虚	月经后期,崩漏,经色暗淡,经行泄泻,带下量多,清稀,子肿,宫寒不孕,慢性盆腔炎等	精神萎靡,面色晦暗,腰脊酸痛,畏寒腹冷,小便清长,夜尿多,性欲减退,五更泄泻	舌淡嫩,苔薄白而润	沉迟而弱,右尺脉尤甚
肝病	肝郁气滞	月经先后无定期,量时多时少,痛经,经前乳胀,闭经,不孕,缺乳等	胸胁、乳房、小腹胀痛,腹满,纳差,精神抑郁,多叹息	舌淡红或暗红,苔薄白	弦
	肝郁化热	月经先期,量多,色暗红,有血块,崩漏,经行吐衄,经行头痛,妊娠恶阻,乳汁自出等	头晕头痛,口苦咽干,心烦易怒,目赤肿痛,胸胁胀痛	舌质红,苔薄黄	弦数

证型\脏腑	证候	妇科证候	全身证候	舌象	脉象
肝病	肝经湿热	带下量多、色黄质稠、秽浊而臭,阴痒阴疮,面部黄褐斑等	胸闷胁痛,心烦,口干口苦,尿黄涩痛,大便干结或秽溏	舌质红,苔黄腻	滑数或弦数有力
	肝阳上亢	经行头痛,绝经前后诸证,子晕,子痫等	头晕头痛,面红目胀,耳鸣耳聋,失眠多梦,四肢发麻,震颤,烦躁易怒	舌红,苔薄黄或少苔	弦细或强而有力
	肝风内动	子痫,产后痉证等	头晕头痛,眼花,突然昏厥,四肢抽搐,颈项强直	舌红或绛,无苔或花剥苔	弦细或细数
脾病	脾虚血少	月经后期,量少,色淡,质稀,闭经,胎萎不长,缺乳,乳汁清稀等	面色萎黄,头晕心悸,神疲乏力,纳少便溏,失眠多梦	舌淡,苔薄白	细弱
	脾虚湿盛	月经后期,量少,闭经,经行泄泻或浮肿,带下量多,色白质稀,子肿,不孕等	形体虚胖,头晕且重,胸脘痞闷,口淡而腻,纳呆乏力,多唾浊沫,大便溏软	舌淡胖,苔薄白或滑腻	滑或缓濡
	脾失统摄	月经先期,量多,色淡质稀或经期延长,崩漏,胎漏,胎动不安,产后恶露不绝,乳汁自出等	面色萎黄,或苍白无华,少气懒言,或全身散在紫癜	舌淡苔薄白	缓弱
	脾气下陷	崩漏,经色淡,质稀,滑胎,阴挺等	面色无华,气短懒言,小腹空坠,全身乏力,腰酸肢软	舌淡苔薄白	沉弱
	湿热下注	痛经,经色暗红,质稠有块,带下黄稠或赤白相兼,阴痒,盆腔炎等	神疲乏力,胸闷纳呆,口腻,小便短赤,大便黏腻不爽	舌红,苔黄腻或厚	濡数或滑数

表2 气血辨证简表

脏腑 / 证型		证候	妇科证候	全身证候	舌 象	脉 象
气病		气虚	月经先期,量多,色淡质稀,经期延长,崩漏,恶露不绝,乳汁自出,阴挺等	面色㿠白,精神倦怠,少气懒言,自汗,头晕目眩	舌淡嫩,苔薄白	缓弱
		气滞（气郁）	月经后期或先后无定期,色暗有块或淋漓不畅,痛经,闭经,经行乳房胀痛,子肿,癥瘕,缺乳等	胸闷不舒或胸胁、乳房、少腹胀痛,痛无定处,甚则气聚成块,推之可移,按之可散	舌淡红或稍暗,苔薄白	弦
血病		血虚	月经后期,量少,色淡质稀,闭经,经后腹痛,胎动不安,胎萎不长,缺乳,产后发热,不孕等	面色萎黄或苍白,口唇、爪甲淡白,头晕眼花,心悸少寐,四肢麻木,肌肤不荣	舌淡红,苔薄白或少苔	细弱
		血瘀	崩漏,痛经,经行不畅,色暗有块,闭经,异位妊娠,癥瘕,产后腹痛,产后恶露不绝,不孕等	下腹疼痛,状如针刺,或有结块,按之痛甚,推之不移,肌肤甲错	舌质紫暗或边有瘀点、瘀斑	弦涩或沉涩
	血寒	实寒	月经后期,量少,色暗有块,痛经,闭经,癥瘕,不孕等	面色青白,畏寒肢冷,下腹冷痛,得温痛减	舌暗,苔薄白	沉紧
		虚寒	月经后期,量少,色淡暗质稀,痛经,带下量多清冷,不孕等	面色㿠白,腰骶酸软冷痛,下腹绵绵而痛,喜热喜按,小便清长,大便稀溏	舌淡,苔薄白	沉迟无力
	血热	实热	月经先期,量多,色深红,质黏稠,经期延长,经行吐衄,崩漏,胎漏,胎动不安,产后恶露不绝等	面红唇赤,口渴,喜冷饮,心中烦热,小便短赤,大便干结	舌红或绛,苔黄而糙	滑数或洪大
		虚热	月经先期,量少,色鲜红,经期延长,漏下,经行吐衄,胎漏,胎动不安,产后恶露不绝等	午后低热,两颧潮红,五心烦热,咽干口燥,盗汗,少寐	舌红欠润,少苔或无苔	细数无力

复习思考题

1. 简述妇科疾病脏腑辨证要点及气血辨证要点。

2. 脾虚湿盛可导致哪些妇科疾病？有哪些主症？

3. 血虚可导致哪些妇科病证，有哪些主症？

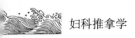

第五章　妇科疾病的治法

中医妇科学的治疗,重在调理全身功能。根据妇科疾病主要的病因、病机,结合女性的生理、病理特点,在遵循"辨证论治""治病必求于本"的前提下,掌握"同病异治""异病同治"的两大原则,通过调理脏腑、调补气血、调理奇经的主要治则,以调整恢复女性的生理功能。以局部证候为主要表现的病变,可单用外治法或内、外治法兼用。此外,对妇科疾病中的危急重症,如血证、痛证、高热证等,需遵循"急则治其标,缓则治其本"的治疗原则。

第一节　内　治　法

内治法是妇科疾病的主要治法,包括调理脏腑、调理气血、周期疗法。

一、调理脏腑

（一）补肾滋肾

补肾滋肾是治疗妇科疾病最重要的方法,在青春期女性妇科疾病的治疗中尤为重要。临证运用时又有补益肾气、温肾助阳、滋补肾阴等治法。

1.补益肾气

肾气虚,封藏失司,冲任不固,致胎动不安、崩漏等病者,治宜补益肾气,常用方剂如寿胎丸、归肾丸、补肾固冲丸等,常用药物如菟丝子、续断、杜仲、巴戟天、紫河车、山茱萸等。在补益肾气方药中,常加入黄芪、党参、白术等补气之品,脾肾双补,先后天共育之。

2.温肾助阳

肾阳虚,命门火衰,冲任失于温煦,致闭经、不孕等病者,治宜温肾助阳,常用方剂如右归丸、右归饮、金匮肾气丸等,常用药物如附子、肉桂、巴戟天、淫羊藿、菟丝子等。

3. 滋补肾阴

肾阴虚,冲任血少或阴不制阳,热扰冲任,致绝经前后诸证、胎萎不长等病者,治宜滋补肾阴,常用方剂如六味地黄丸、左归丸、河车大造丸等,常用药物如熟地黄、枸杞子、山茱萸、旱莲草、紫河车、阿胶等。

肾阴亏虚,阴不敛阳,易致阴虚阳亢诸疾,常于滋补肾阴方药中加入重镇潜阳之品,如龙骨、牡蛎、珍珠、鳖甲等。

肾阴阳俱虚,治宜肾阴阳双补,常用方剂如肾气丸、二仙汤等。

临床运用补肾滋肾法治疗时,还应注意滋阴不忘阳,补阳不忘阴。自明代以来,肾主生殖的理论研究不断深化,现代药理的大量研究指出补肾滋肾中药可调节下丘脑—垂体—卵巢轴的功能,对生殖内分泌有重要影响。

此外,肝肾同源,肝主疏泄,肾主封藏,一泄一藏,共同调节以维持女性的生理功能,因此,补肾滋肾法常与疏肝养肝法并用。

(二)疏肝养肝

疏肝养肝是治疗妇科疾病的重要法则之一,临证运用时又有疏肝解郁、疏肝清火、养血柔肝等治法。

1. 疏肝解郁

肝气抑郁,疏泄失常,冲任不畅,致月经先后无定期、经行乳房胀痛等病者,治宜疏肝解郁,常用方剂如四逆散、柴胡疏肝散、定经汤等,常用药物如香附、柴胡、川楝子、郁金、乌药、枳壳等。凡肝郁犯脾者,治宜疏肝健脾,常用方剂如逍遥散、痛泻要方等。

2. 疏肝清火

肝郁化火,热伤冲任,迫血妄行,致月经先期、经行吐衄等病者,治宜疏肝清火,常用方剂如丹栀逍遥散、清肝止淋汤、宣郁通经汤等,常用药物如栀子、牡丹皮、黄芩、夏枯草、龙胆草、苦参等。

3. 养血柔肝

肝血亏虚,营阴不足,冲任血虚,致月经后期、绝经前后诸证等病者,治宜养血柔肝,常用方剂如四物汤、杞菊地黄丸、养精种玉汤等,常用药物如熟地黄、当归、白芍、女贞子、桑葚子、枸杞子等;若肝阴亏虚,肝阳上亢,治宜平肝潜阳,常于养血柔肝方药中加入平肝潜阳之品,如龟板、龙骨、鳖甲、牡蛎、石决明、珍珠母等;若肝阴亏虚,阴虚火旺,肝风内动,致子痫、产后痉证者,治宜镇痉熄风,常用方剂如羚角钩藤汤等。

(三)健脾和胃

健脾和胃是治疗妇科疾病的常用治法,在治疗老年期妇科疾病中显得尤为重要。临证运用时又有补脾益气、健脾和胃等治法。

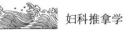

1. 补脾益气

脾胃虚弱,气血生化不足,冲任气血虚弱,致崩漏、胎动不安等病者,治宜补脾益气,常用方剂如四君子汤、举元煎、补中益气汤等,常用药物如党参、黄芪、白术、砂仁、茯苓、山药等;若脾气虚弱,血失统摄,致月经不调、产后恶露不绝等病者,治宜补脾摄血,常于补脾益气方药中加入荆芥炭、乌贼骨、煅龙骨、煅牡蛎、仙鹤草、赤石脂等固涩止血之药物,常用方剂如固本止崩汤、归脾汤、安冲汤等;若脾阳不足,运化不利,水湿内停,易致带下过多、子肿等疾病,治宜健脾化湿,常于补脾益气方药中加入苍术、白芷、陈皮、升麻、柴胡等燥湿利水之品,常用方剂如全生白术散、完带汤等。

2. 健脾和胃

脾胃虚弱,胃失和降,孕期冲气上逆,可致妊娠恶阻等病证,治宜健脾和胃,降逆止呕,常用方剂如香砂六君子汤;若胃热致呕逆者,治宜清热降逆止呕,常用方剂如苏叶黄连汤、橘皮竹茹汤等;若胃寒致呕逆者,治宜温中降逆止呕,常用方剂如丁香柿蒂汤、干姜人参半夏丸等。

二、调理气血

女性以血为本,因此调理气血是治疗妇科疾病的重要治法之一。调理气血的原则在于分清病在气或在血,辨别其寒、热、虚、实。

(一)病在气,治气为主,治血为佐

针对气分为主的病变有气虚(气陷)、气滞、气逆,具体应用以下治法:

1. 补气升提

中气不足,冲任不固可致崩漏、产后恶露不绝等病证,治宜补气升提,常用方剂如举元煎、参苓白术散、补中益气汤等。常用药物如黄芪、党参、白术、山药、升麻、柴胡等。

2. 理气行滞

肝失条达,气机不畅,冲任阻滞,可致月经不调、缺乳等病证,治宜理气行滞,常用方剂如乌药汤、柴胡疏肝散、金铃子散等,常用药物如乌药、香附、木香、陈皮、枳壳、砂仁等。

3. 调气降逆

郁怒太过,气机逆乱,可致经行吐衄、妊娠恶阻等病证,治宜调气降逆,常用方剂如苏子降气汤、橘皮竹茹汤、香砂六君子汤等,常用药物如陈皮、苏梗、半夏、厚朴、沉香、大腹皮等。

(二)病在血,治血为主,治气为佐

针对血分为主的病变有血虚、血瘀、血热、血寒,具体应用以下治法:

1. 填精补血

精血耗伤,冲任虚损,易致月经不调、胎动不安等疾病,治宜补血益精,常用方剂如养精种玉汤、当归补血汤、人参养营汤等,常用药物如熟地黄、当归、阿胶、龙眼肉、枸杞子、何首乌等。

2. 活血化瘀

气虚、气滞、寒凝、热灼均可致瘀血形成,瘀血内停,冲任受阻,可致痛经、癥瘕等病证。因虚而瘀者,治宜补气化瘀;因气滞而瘀者,治宜理气化瘀;因寒而瘀者,治宜温经散寒,活血化瘀;因热灼而瘀者,治宜凉血化瘀。活血化瘀常用方剂如少腹逐瘀汤、失笑散、生化汤等,常用药物如赤芍、当归、川牛膝、牡丹皮、红花、益母草等。

3. 清热凉血

热邪与血象搏结,损伤冲任,迫血妄行,易致崩漏、产后发热等病证。血热有实热、虚热之分。实热者治宜清热凉血,常用方剂如清经汤、芩术四物汤、保阴煎等,常用药物如生地黄、赤芍、牡丹皮、黄柏、茜草根、黄连等;虚热者治宜滋阴清热,常用方剂如两地汤、知柏地黄丸、加减一阴煎等,常用药物有生地黄、地骨皮、旱莲草、银柴胡、牡丹皮、胡黄连等。

4. 温经散寒

寒客冲任、子宫,血为寒凝易致痛经、闭经、癥瘕等病证,治宜温经散寒,常用方剂如温经汤、吴茱萸汤、艾附暖宫丸等,常用药物如肉桂、附子、桂枝、小茴香、干姜、艾叶、炮姜等。寒证又有虚、实之分,临证时对虚寒者,宜温经养血;对寒湿所致实寒者,又当以散寒祛湿为主。

三、周期疗法

周期疗法是针对月经周期不同阶段阴阳气血消长的规律,按阶段选用方药,以调整肾→天癸→冲任→胞宫之间平衡的一种治法。常用于治疗月经不调、崩漏、不孕等病证。周期疗法以补肾为根本,结合现代医学卵巢周期性变化及其对子宫功能的影响,给予周期性用药,采用益肾补血→补肾活血→益肾固冲任→活血调经的方法序贯调理。具体如下:

(一)行经期

月经周期的第1~4天,此阶段血海满盈而泄,处于重阳转化时期,属"重阳必阴"阶段。冲任气血变化急骤,治宜活血通经,使冲脉得通,经血自畅。常用方剂如血府逐瘀汤、桃红四物汤、四物合失笑散等,常用药物如柴胡、丹参、枳壳、牛膝、当归、赤芍、桃仁、红花等。

(二)经后期

月经周期的第5~14天,此阶段子宫血海空虚,冲脉不盛,为肾之阴精逐渐蓄积时期,中医辨证属"重阴"阶段,治宜滋肾阴、益冲血,为月经来潮填补精血。常用方剂如大补阴丸、左归丸等,常用药物如熟地黄、旱莲草、龟板胶、枸杞子、山茱萸、女贞子等。

（三）经间期

月经周期的第14天左右,本阶段阴精充盛,重阴必阳,冲任气血活动显著,属"重阴转阳"阶段,治宜理气化瘀以疏通冲任气血,温肾阳以激发兴奋肾阳,以促进阴阳转化,使之施泄而促排卵。常用温肾助阳方剂如右归丸、金匮肾气丸等,常用药物如鹿角胶、淫羊藿、川断、菟丝子、巴戟天等;常用理气化瘀方剂如柴胡疏肝散、四逆散等,常用药物如制香附、乌药、丹参、红花、郁金、泽兰、王不留行、川牛膝等。

（四）经前期

月经周期的第15～28天,此阶段胞宫气血盛,督脉温,阴已转阳,属"重阳"阶段。阴盛阳生,阴阳两气不断滋长时期,治宜温肾助阳,益气养血,使督脉温胞宫得温则为种子提供沃土,为月经的顺利来潮创造条件。常用方剂如右归丸合四君子汤等,常用肉桂、鹿角胶、川断、紫河车、仙茅、淫羊藿、菟丝子、巴戟天等药物以温肾阳,党参、炙黄芪、白术、山药、莲肉、茯苓等以益气养血。

【小知识】

雌、孕激素序贯疗法

即人工周期,模拟女性自然周期中卵巢内分泌的生理性变化,将雌、孕激素序贯应用,使子宫内膜发生相应变化,引起周期性脱落。适用于青春期功能失调性子宫出血或育龄期功能失调性子宫出血内源性雌激素水平较低者。

复习思考题

1. 中医妇科内治法包括哪些内容?

2. 内治法调理脏腑包括哪几个方面?

第二节 外 治 法

外治法是中医治疗学的重要组成部分,是治疗妇科疾病的一种常用方法,对某些局限于阴户、阴道、胞中的疾病应用外治法常能取得显著的临床效果,同时也减少了药物对胃肠道和肝、肾的副作用。

治疗妇科疾病的外治法主要包括：外阴熏洗法、阴道冲洗法、阴道纳药法、宫腔注射法、药物离子导入法、肛门导入法、贴敷热熨法等。

【小提示】

临床运用外治法治疗妇科疾病时注意事项

①凡外用药物均必须按规定研制，无菌消毒后备用。

②月经前、后3天及经期禁用外治法，妊娠及新产后一般不用外治法，特殊情况也应慎用。

③患者于治疗前需排空膀胱，先清洁或消毒治疗部位，治疗期间禁止房事和盆浴。

④治疗过程中，若局部出现皮肤黏膜过敏症状者，需立即中止该治疗，改用其他方法或药物进行治疗。

⑤需由患者本人或家属操作治疗时，必须在医务人员正确指导后，方可进行。

一、外阴熏洗法

此法是用煎好的药液先蒸熏后淋洗外阴的方法。

【目的】清热解毒，消肿止痛，止带止痒。

【主治】阴痒、阴肿、阴疮、带下等病证。

【常用药物】黄柏、蒲公英、金银花、野菊花、连翘、土茯苓、苦参、艾叶、蛇床子等。

【使用方法】将中药包煎，煮沸 20~30 分钟，趁热先熏后洗，待温度适中可以坐浴，每次 15~30 分钟，每天 1 剂，早、晚各服 1 次。

二、阴道冲洗法

此法是用阴道冲洗器将药液注入阴道，清洁阴道并使药液直接作用于阴道的方法。

【目的】清热、解毒，杀虫，止痒。

【主治】阴痒、带下等病证。

【常用药物】蛇床子、蒲公英、苦参、金银花、白鲜皮、黄柏、白芷、防风、薄荷、荆芥等。

【使用方法】将中药包煎，煮沸 20~30 分钟，待温度适宜时，取药液置于阴道冲洗器内进行冲洗。阴道出血者禁用，孕妇慎用。

三、阴道纳药法

此法是将栓剂、膏剂、粉剂、胶囊等剂型的药物置于阴道后穹隆的方法。

【目的】清热，除湿，杀虫，止痒，解毒去腐。

【主治】带下、阴痒、子宫颈炎(糜烂)、子宫颈癌等。

【常用药物】黄柏、黄连、虎杖、枯矾、百部、蛇床子、珍珠粉、白及、炒蒲黄、炉甘石、血竭等。

【使用方法】使用前先清洗外阴和阴道,然后将药物纳入阴道后穹隆处,每天1次,7天为1个疗程。

四、宫腔注射法

此法是将药液由导管注入子宫腔及输卵管腔的方法。

【目的】清热解毒,活血化瘀,通络散结。

【主治】子宫内膜炎、输卵管炎、输卵管阻塞等。

【常用药物】复方丹参注射液、复方当归注射液、鱼腥草注射液或活血化瘀药物制成的注射液。

【使用方法】常规消毒后,将注射液注入宫腔及输卵管腔内,边注射边观察阻力、药物回流及患者腹痛情况。该法在月经后3~7天进行,2~3天1次,2~3次为1个疗程,术前术后禁止性生活。

五、药物离子导入法

此法是通过药物离子导入仪的直流电场作用,将药液以药物离子经皮肤或黏膜导入盆腔的方法。

【目的】清热解毒,活血化瘀。

【主治】术后盆腔粘连、慢性盆腔炎、陈旧性宫外孕、子宫内膜异位症等病证。

【常用药物】复方注射液、黄连素或活血化瘀中药浓煎液等。

【使用方法】用纸吸透药液并置于消毒的布垫上,接阳极,腰骶部接阴极,开动治疗仪,电流为5~10毫安,每次20分钟,每天1次,疗程依病情而定。

六、肛门导入法

此法是将药物制成栓剂放置于肛内,或浓煎成药液保留灌肠的方法。

【目的】清热解毒,活血化瘀,消癥散结。

【主治】慢性盆腔炎、盆腔瘀血综合征、癥瘕等。

【常用药物】黄柏、金银花、败酱草以清热解毒;赤芍、丹参、当归、红花以活血化瘀;三棱、莪术以消癥散结。

【使用方法】如为栓剂,可嘱患者每晚睡前自行塞入肛内。如为中药保留灌肠,可用导尿管或一次性灌肠袋插入肛中14厘米左右,将温度适宜的药液100毫升缓慢注入,保留30分钟以上,每日1次,7~10天为1个疗程,给药前先排空二便。

七、贴敷热熨法

此法是将药物制成膏剂、糊剂、水剂、散剂直接贴于患处的方法。

【目的】清热解毒,消肿散结,通络止痛,托脓生肌。

【主治】外阴肿胀、外阴溃疡、慢性盆腔炎、乳痈、回乳等。

【常用药物】芒硝、坎离砂或依病情选用药物。

【使用方法】膏剂和糊剂可涂于无菌纱布上,贴敷于患处;水剂将无菌纱布浸泡于药液中,敷于患处;散剂可直接撒布患处,外敷无菌纱布。每天或隔天换药 1 次。另外,还有将药物研末袋装,制成湿药包,隔水蒸 15 ~ 20 分钟,趁热敷于患处;或将药物研末并与致热物质袋装密封,搓后药袋发热,贴敷患处,即热熨法。贴敷时间、疗程根据病情而定。

复习思考题

1. 中医妇科外治法包括哪些内容?

2. 临床运用外治法治疗妇科疾病时应注意哪几个方面?

3. 何谓"药物离子导入法"?

第三节　妇科急证治疗

中医妇科急证是指发病急骤,或原有疾病发展变化迅速,病情危及患者或胎儿生命的急性病证。急证的治疗,关键取决于迅速而正确的诊断,需根据患者的症状、体征,结合病史及辅助检查,明确导致急证的疾病或病因,采取积极有效的治疗措施。

中医妇科急证主要包括血证、痛证、热证等。

一、血证

妇科血证以阴道急剧而大量出血为主要症状,可导致亡血厥脱,甚至危及生命,是中医妇科临床最重要、最常见的急证之一。引起妇科血证的疾病较常见的有月经异常出血、妊娠出血、产后出血、杂病出血等。

（一）辨病与辨证要点

血证的诊断需重视辨病与辨证的有机融合。首先应通过望闻问切、妇科检查结合辅助检查明确出血的部位与导致出血的病证,即辨病。妇科出血疾病主要包括月经病之血证,如月经过多、崩漏等;妊娠病之血证,如堕胎、前置胎盘等;产后病之血证,如产后血晕、恶露不绝等；杂病引起出血，如癥瘕、带下病等；还有阴道异物、创伤之血证等。辨证根据"四诊""八纲"有寒、热、虚、实之不同。

（二）治疗

1.中医治疗

血证的治疗以止血为首务。常用方剂如清热固经汤、失笑散、举元煎、胶艾汤等。在辨证论治的内服中药中，选择相应的止血药随证加入，有助于减少或控制出血。茜草、大蓟、地榆以凉血止血；蒲黄、益母草、三七以化瘀止血；人参、党参、黄芪以益气止血；艾叶、炮姜、鹿角霜以温经止血；煅龙骨、煅牡蛎、海螵蛸以收敛止血；阿胶、旱莲草、龟板胶以养血止血。

 【小知识】

针灸治疗

常取穴位断红穴(手背第二、第三指掌关节间向前一寸处)、子宫、三阴交、中极、血海、阴陵泉、太溪中等强度刺激。或耳针取穴子宫、内分泌、皮质下、心、肝、脾，留针15～20分钟。

2.西医治疗

血证病情危急，必要时需中西医结合治疗，常用西药止血敏、止血芳酸、止血环酸、维生素K、维生素C、安络血等进行止血。同时，必须针对不同的病因，分别采取相应措施，积极预防厥脱。如：对功能失调性子宫出血者，可采取性激素止血、诊刮术；对堕胎、小产不全者，当"下胎以益母"，行清宫术清除宫内残留之妊娠组织；对子宫收缩乏力致产后出血者，可使用催产素、麦角新碱等宫缩剂控制出血。

 【小知识】

药物性刮宫

针对无排卵性功能失调性子宫出血患者体内缺乏孕激素影响的病理生理改变，予患者肌内注射孕酮，每日20毫克，共3天，使单一雌激素作用下持续增生的子宫内膜转变为分泌期，有效地对抗雌激素，使内膜不再增厚。孕激素停药后子宫内膜脱落较完全，起到药物性刮宫作用，达到止血的疗效。

二、痛证

妇科痛证以急性下腹痛为主要症状。导致妇科痛证的疾病较常见的有痛经、异位妊娠、卵巢破裂、盆腔炎等。对于妇科痛证，必须先明确诊断与鉴别诊断，在此之前不可随意使用镇痛剂缓解疼痛,以免掩盖病情,造成误诊。

（一）辨病与辨证要点

妇科痛证的诊断,主要通过望闻问切、妇科检查、辅助检查,明确疼痛的病因、发生的时间、部位、性质,局部有无压痛或反跳痛,有无包块,进行辨病与辨证。根据痛之有形、无形,辨其在气在血,根据痛处之喜按、拒按、喜热、喜寒,结合舌脉辨其寒热虚实。胀甚于痛者多为气滞,痛甚于胀、持续作痛者多为血瘀;冷痛、得热痛减多为寒证,灼痛、得热痛甚多为热证,隐隐作痛、喜揉喜按者多为虚证,疼痛拒按、按之痛甚者多为实证。

（二）治疗

1. 中医治疗

对痛经患者,运用止痛法缓解疼痛。可用膈下逐瘀汤、少腹逐瘀汤、清热调血汤进行治疗。选择相应的药随证加入也可提高疗效,如肉桂、吴茱萸、高良姜、小茴香、细辛等以温经止痛;川芎、香附、青皮、佛手、郁金以行气止痛;三棱、三七、延胡索、乳香、没药以化瘀止痛;川楝子、赤芍、红藤、败酱草、薏苡仁以清热止痛。

 【小知识】

针灸治疗

常取穴位关元、三阴交、中极、子宫予中强度刺激,或耳针取穴内分泌、子宫、交感、肾予中强度刺激。

2. 西医治疗

对于异位妊娠、妊娠破裂、子宫破裂、隐性出血型胎盘早剥、卵巢破裂、卵巢囊肿蒂扭转等不适宜保守疗法处理的急性腹痛,需采取手术方法进行救治。

三、热证

妇科热证以发热为主要症状,通常指体温升高达39℃以上。妇科热证常因经期、分娩或产后感染邪毒所致。临证时首先需明确诊断,辨证求因并尽早查明致病病原体或病原学诊断。

（一）辨病与辨证要点

妇科热证的诊断,通过望闻问切、妇科检查、辅助检查,明确病因和病位。因生殖器感染病原体如细菌、病毒、支原体等,多属热毒证,如急性盆腔炎、产褥期感染、妇科肿瘤合并感染等;产后发热又常见外感风寒、风热或暑热证;热证持续或发展,可见热入营血、热陷心包等危重证型。

（二）治疗

1. 中医治疗

热证的治疗以退热为当务之急。根据辨证情况,可用清营汤、犀角地黄汤、安宫牛黄丸、至宝丹等方药。选择相应的药随证加入也可提高疗效,常用桑叶、菊花、金银花、板蓝根、柴胡等以解表散热;石膏、栀子、知母、金银花、连翘以清热泻火;生地黄、玄参、水牛角、赤芍、牡丹皮以清热凉血。

【小知识】

针灸治疗

外感热证常取穴少商、大椎、风池、曲池、合谷等,以三棱针刺破后放少量血液,或取穴手三里、合谷、曲池、内关、足三里、三阴交、阳陵泉运用针刺泻法。

2. 西医治疗

体温持续达40℃左右者,应综合运用中西医治疗。可用氯丙嗪静脉滴注并配合物理降温。对于外阴脓肿、盆腔脓肿致热证者,需及时切开引流,并予抗生素控制感染;高热不退者,必要时在有效抗生素控制感染的前提下加用肾上腺素皮质激素;感染性流产者,应根据阴道出血与感染控制的情况,择时行清宫术清除宫腔残留组织。

复习思考题

1. 妇科急证的治疗原则与治疗方法有哪些?

2. 周期疗法的依据是什么？临证时如何具体运用?

第六章 预防与保健

预防与保健是从内、外两个不同侧面提出的防止疾病发生和发展的措施,预防是避免外在致病因素对人体的伤害,保健是增强内在的体质抵御外邪侵袭。中医学历来十分重视预防与保健,女性有经、孕、产、乳等生理特点,整个机体发生急骤变化,容易招致外邪侵袭。因此,女性各期的预防与保健是非常重要的,并在各期都有特殊要求和具体内容。

一、月经期卫生

女性在月经期间,血海由满而溢,血室正开,邪气容易入侵;同时,气血变化较大,情绪易于波动,机体抵抗力下降,若调摄不慎,易引起疾病。所以经期应注意以下几点:

(一)保持清洁

月经期尤其要注意阴部的卫生及月经垫的清洁,禁止房事、盆浴、游泳和阴部灌洗,经期不做妇科检查,如病情需要必须严格清洁消毒外阴,用消毒手套,防止疾病发生。

(二)劳逸适度

经期要避免重体力劳动和剧烈运动,因经期体力下降,过度劳累则伤肾,且又耗气动血,可致月经过多、经期延长,甚至崩漏等。

(三)避免寒凉

注意保暖,避免寒凉及冒雨涉水。经期机体抵抗力下降,若感受寒凉或寒湿之邪,则气血凝滞,可致月经后期、月经过少或痛经。因此,经期不宜当风感寒及冷水洗脚或冷水洗浴等。

(四)饮食有节

注意合理饮食,禁食辛辣燥热及寒凉生冷之品。若经期饮食不节,嗜食辛辣助阳之品,或过度饮酒,则热迫血行,可致月经不调等;若过食寒凉,寒凝血滞,可致痛经、月经过少。故经期要注意饮食调摄,宜食清淡而富于营养的食品。

（五）情志调畅

保持心情舒畅，气血和调。经期阴血下注，气偏有余，情绪容易波动，若被情志伤害可出现月经过多、痛经、闭经等，所以要防止情志所伤，保持心情舒畅。

二、妊娠期卫生

妊娠之后，阴血下注冲任以养胎，母体血感不足，气易偏盛，出现生理上的特殊变化，更需注意摄生，以保障孕妇的健康及胎儿的正常发育。孕期卫生应注意以下几个方面：

（一）劳逸结合

适当的劳动和休息，以便气血流畅。孕期不宜过持重物，或攀高涉险，以免伤胎。睡眠要充足，又不宜过于贪睡，以免气滞而引起难产。

（二）合理饮食

饮食宜选清淡、富于营养且易消化的食品，保持脾胃调和，大便通畅。孕期勿过饥过饱，不宜过食寒凉辛辣之品，以免损伤脾胃。妊娠后期饮食不宜过咸，以预防子肿、子痫的发生。

（三）慎节房事

孕期必须慎房事，尤其是在孕早期3个月和孕晚期2个月，应避免房事，以防导致胎动不安、堕胎、早产及感染邪毒。

（四）用药宜慎

孕期禁用剧毒、破气、破血、通利之类的药品。中医学早已列有妊娠忌服药，并编有歌诀，虽然有"有故无殒，亦无殒也"之说，但仍应审慎用之。近年已证实很多药物（包括西药）有致畸作用，特别是孕早期（10周内）应禁用有毒药物，以保证胎儿健康发育。

（五）定期产检

定期产前检查是孕期保健的重要措施。首先应及时发现并确定早孕，确定妊娠后应对孕期保健给予指导。应在孕期20、24、28、32、36、37、38、39、40周定期进行产前检查，发现异常，应及时治疗或处理。

（六）重视胎教

孕妇的精神状况对胎儿发育有很大影响，因此孕妇要调节情志，静心养性，品行端正，保持良好心态，以感化教育胎儿，使其智能健康发育。

（七）乳头护理

在妊娠后期要注意用温水清洗乳头、乳房，防止产后哺乳时出现乳头皲裂。如有乳头凹陷，应经常牵拉纠正。

三、产褥期卫生

从产妇分娩结束到全身器官（除乳房外）恢复至孕前状态的一段时间，称产褥期，一

般 6~8 周。产乳期卫生就是以促进胞宫及脏腑、气血的早日恢复正常,以预防产后病的发生,在产褥期要注意以下几方面:

（一）适寒温

产妇居室应空气清新,冷热适宜。不可当风坐卧,以免外邪侵袭。室温不宜过高或过加衣被,尤其是夏季,以防中暑。

（二）适劳逸

产妇要充分休息,保证睡眠时间,劳动不宜过累,以免导致恶露不绝、子宫脱垂等。

（三）节饮食

产后气血耗伤,又需化生乳汁哺育婴儿,需加强营养。饮食宜选营养丰富而易消化的食品,忌食生冷或过食肥甘,以免损伤脾胃。

（四）调情志

产妇精神要愉快,切忌暴怒或忧思,以免气滞血瘀,引起腹痛、缺乳等病变。

（五）勤清洁

产后应保持清洁,尤其是会阴部的产创要注意消毒和护理。产褥期有恶露排出,血室已开,易致邪毒感染。产创已愈,应每天清洗阴户,更换内裤,同时应做好月经垫的消毒、清洁和更换。

（六）产后检查

产后 3 天、14 天、28 天和 42 天应到医院进行检查,以了解子宫、阴户等恢复情况。

四、哺乳期卫生

哺乳时限一般为 10~12 个月,即称哺乳期。母乳是婴儿的最佳营养,最适合婴儿的消化吸收,尤其是初乳中含有较多免疫球蛋白,有利于提高新生儿的免疫力,因此,产后应大力提倡母乳喂养,为了保持哺乳的顺利进行,应注意以下几个问题:

（一）正确哺乳

哺乳姿势可采用侧卧式或坐式,要注意乳房不能堵塞住婴儿鼻孔。正常分娩后 30 分钟即可开始哺乳,母乳喂养提倡按需哺乳,不规定哺乳时间和次数。每次哺乳 10~15 分钟。哺乳期一般为 10~12 个月,4~6 个月时应增加辅助食品。每次哺乳最好完全吸空,以使下次泌乳量增加。

（二）清洁乳房

每次哺乳前要用温开水清洗乳头和乳晕,特别是第一次哺乳更要彻底清洗,以免不洁之物带入婴儿口内。同时乳母先要清洗双手,以免污染乳头。按摩乳房,避免乳汁壅积成痈。若乳头皲裂应及时处理。

（三）保持乳量

保持乳汁的质和量,以调节饮食、加强营养为第一要务。其次,心情舒畅,精神愉快,睡眠充足,避免过劳,按需喂哺等也是重要的条件。

（四）计划生育

产后6周后的避孕措施,最好是使用避孕工具。产后3~6个月后可放置宫内节育器。

五、绝经前后卫生

绝经前后的一段时期为更年期,是生殖旺盛时期到绝经期的过渡时期。此时肾气渐衰,天癸将竭,冲、任二脉虚损,失去生殖功能。此期人体阴衰阳盛,阴阳失调,出现一系列不适的自觉症状,如头晕耳鸣、心悸失眠、烦躁易怒、烘热汗出等。为了使女性顺利渡过这一时期,应注意以下几方面的调护:

（一）健康教育

广泛宣传更年期卫生知识,使更年期女性消除不必要的思想顾虑。同时关心她们的工作和生活,绝经期前后的女性是生殖器肿瘤好发年龄,应定期做防癌普查。对发生的特殊腹痛、异常的阴道流血、异常增多的带下等情况,要及时检查,确定疾病性质,以便早期诊断、早期治疗。

（二）调理生活

适度锻炼身体,合理调配饮食结构,注意劳逸结合,参加适当的劳动或活动,不可过度安逸,要充分理解"流水不腐,户枢不蠹"的道理,宜做适当运动,如打太极拳、练气功等,可以锻炼身体,分散注意力,以便顺利渡过更年期。根据需要适当增加蛋白质、钙、磷、维生素等含量较高的食物,提高抗病能力。

（三）定期检查

每半年至一年做一次全面体检,以便发现情况及时治疗。

复习思考题

1. 女性月经期卫生要注意哪些方面?

2. 女性妊娠期卫生要注意哪些方面?

3. 正确哺乳的姿势有哪几种?

各论

第一章 月 经 病

月经病是以月经的周期、经期、经量、经色、经质发生异常为主症，或伴随月经周期、经断前后出现明显不适症状的一类疾病。月经病是妇科临床的常见病、多发病。

常见的月经病有月经先期、月经后期、月经先后无定期、月经过多、月经过少、痛经、闭经、崩漏、经行泄泻、经行头痛、绝经前后诸证等。本章仅就按摩治疗效果较好的疾病加以论述。

病因病机

月经病的病因主要是淫邪因素、情志因素、生活因素、体质因素等致病因素影响，使脏腑功能失常，气血失调，冲任督带损伤，从而引发月经病。

诊断

月经病的诊断以"四诊"收集的临床表现为依据，以主要症状而命名。但应注意结合相关检查与有关疾病的鉴别。并要注意与发生在月经期间的内、外科病证相鉴别。

辨证

月经病的辨证着重以月经的期、量、色、质的异常及伴随月经周期或经断前后出现的其他症状为要点，结合全身证候，运用"四诊""八纲"，综合分析判断。

治疗原则

月经病的治疗原则重在调经治本。调经即调理月经使之恢复正常，治本即消除导致月经病的病因。调经大法有：调理气血，调节脏腑，调固冲任。

在月经病的治疗过程中，应首辨他病与经病的不同：经病可致他病，他病亦可致经病。他病而致经不调者，则先治他病，病去则经自调；经病而致他病者，则当先调经，经调则病自愈。次辨标本缓急的不同：急则治其标，缓则治其本。如痛经剧烈，当以止痛为先；经血暴下，应以止血为先。缓则审证求因治其本，使经病得以彻底治愈。再辨月经周期各阶段的不同：经前血海充盈，勿滥补，宜疏导；经期血室大开，慎用大寒大热之品；经后血海空虚，勿强攻，宜调补。此外，治疗月经病尚须考虑女性不同年龄阶段、体质强弱

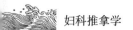

等不同情况,全面考虑,灵活掌握。

第一节　月经不调

月经不调是指月经周期、经期、经量发生异常,是妇科临床的多发病。据其临床表现不同,可分为月经先期、月经后期、月经先后无定期、月经过多、月经过少等。

【病因病机】

月经不调的产生首先应责之冲任损伤,包括冲任亏虚、冲任阻滞、热扰冲任。其病位在冲任、胞宫,发病机制为脏腑、气血、冲任失调,胞宫藏泻失常,从而引起月经周期、经期、经量的异常。

【推拿治疗】

1.基本治则

调理冲任,理血调经。

2.主要穴位

肝俞、三焦俞、次髎、气海、关元、血海、三阴交等。

3.基本手法

患者俯卧位,医者站于一侧。

推揉背腰法:医者单掌推背腰部膀胱经路线;叠掌揉脊柱两侧数遍,反复揉腰骶部两侧;多指重叠揉拨腰骶部两侧数遍。

揉擦腰部法:医者小鱼际擦两侧肾俞穴,以热为度;双手拇指同时揉按八髎部位;双拇指同时按揉肝俞、脾俞、三焦俞、次髎穴。

揉拿下肢法:医者多指揉拿下肢,以小腿为重点;拇指按揉涌泉穴。

患者仰卧位,医者站于一侧。

推揉腹部法:医者双掌交替推腹部;叠掌揉腹部,双掌轮状揉小腹部;双手拇指揉、压脐下冲脉、任脉路线;拇指按揉肓俞、气海、关元、中极穴。

揉压下肢法:医者前臂揉、压大腿内侧阴经路线;拇指按揉血海、足三里、三阴交;双拇指同时揉压足弓内侧脾经路线,按揉公孙穴。

患者正坐位,医者站于背后。

揉拿颈肩法:医者多指揉拿颈肩部;拿肩井穴。

注意:月经先后无定期按本套基本手法操作,月经先期重点突出腰骶部,月经后期重点突出小腹部。

一、月经先期

月经周期提前7日以上,甚至10余日一行,并连续出现两个月经周期以上者,称为月经先期,又称经期超前、经行先期、经早等。若仅提前3~5日,且无其他不适症状;或偶尔提前一次,均不作月经先期论。月经先期属于以周期异常为主的月经病,常与月经过多并见,严重者可发展为崩漏,应及时治疗。本病西医学称为月经频发。

【病因病机】

本病的病机主要是血热、气虚。血热则热扰冲任,血海不宁,迫血妄行;气虚则统摄无权,冲任不固,均可使月经提前而至。常见的证型有血热和气虚。

1. 血热

常分为阳盛血热、肝郁血热、阴虚血热。

(1)阳盛血热:素体阳盛,或过食辛辣助阳之品,或外感热邪,致使热扰冲任、胞宫,迫血妄行,致月经提前。

(2)肝郁血热:素性抑郁,情志内伤,肝气郁结,郁久化热,热扰冲任,迫血妄行,致经期提前来潮。

(3)阴虚血热:素体阴虚,或久病失血,或多产房劳耗伤精血,致使阴血亏损,营阴暗耗。虚热内生,热扰冲任,血海不宁,故月经提前。

2. 气虚

素体脾虚,或饮食不节,或劳倦、思虑过度,损伤脾气,致脾虚气弱,统摄无权,冲任不固,不能制约经血,致月经提前。

【辨证分型】

本病的辨证主要是根据经血的量、色、质的变化,结合全身证候、舌脉进行综合分析。例如:经血量多、色淡、质稀为气虚;经血量多、色深红、质稠为阳盛血热;经血量少、色红为阴虚血热;经血量多少不定、色暗、兼胸胁小腹胀满,为肝郁血热。

1. 血热

(1)阳盛血热:经期提前,量多,经色深红或紫红,质稠;或伴身热面赤,心烦口渴,小便短黄,大便燥结;舌质红,苔黄,脉滑数。

(2)肝郁血热:经期提前,量或多或少,经色紫红,质稠有块;经前或伴乳房、胸胁、少腹胀痛,心烦易怒,口苦咽干;舌红,苔黄,脉弦数。

(3)阴虚血热:经期提前,经量少,色红质稠;五心烦热,两颧潮红,口燥咽干;舌质红,少苔,脉细数。

2.气虚

经期提前,经量多,经色淡,质清稀;神疲乏力,倦怠嗜卧,少气懒言,脘腹胀满,纳少便溏,小腹空坠;舌淡,苔薄,脉缓弱。

【诊断要点】

1.临床表现

月经周期提前 7 日以上,甚至 10 余日一行,连续出现两个月经周期以上,经期、经量基本正常或伴有经量过多。

2.妇科检查

一般无明显器质性病变。若属黄体功能不全的排卵性月经失调,则盆腔无明显器质性病变;若属盆腔炎引起的月经先期,则检查中可见盆腔炎性体征。

3.辅助检查

基础体温测定,体温呈双相型,但高温相持续时间短。诊断性刮宫,刮取子宫内膜做组织学检查可助诊断。

【鉴别诊断】

1.经间期出血

经间期出血常发生在月经周期第 12 ~ 16 天,出血量少,出血时间短,有规律地反复发生,基础体温测定可见出血发生于低温相向高温相转变期。

2.月经先后无定期

月经先后无定期以月经时而提前、时而延后 7 天以上,并连续 3 个月经周期以上才能诊断。

3.崩漏

崩漏是月经周期、经期、经量均发生严重紊乱的无周期性的子宫出血,量多为崩,量少为漏。

【推拿治疗】

1.治疗原则

本病的治疗原则,重在调经止血。针对不同病因病机,或补或疏或清或摄,以达到恢复正常月经周期、减少出血的目的。阳盛血热者,治宜清热泻火,凉血调经;肝郁血热者,治宜疏肝解郁,清热调经;阴虚血热者,治宜滋阴清热,养血调经;气虚者,治宜健脾益气,摄血调经。

2.主要穴位

肝俞、脾俞、肾俞、次髎、关元、血海、三阴交等。

3. 基本手法

见月经不调基本手法。

4. 辨证加减

(1)血热：阳盛血热者，加掌推大椎至长强；按揉太冲、曲池。肝郁血热者，加双掌搓摩两胁；按揉行间；阴虚血热者，加拇指推涌泉、按揉太溪。

(2)气虚：加捏脊；按揉胃俞、中脘。

【预防与调护】

○调整饮食，忌肥腻、生冷、辛辣之品。

○注意调畅情志，保持心情愉快，避免精神刺激。

○经期注意卫生，避免劳累或剧烈运动。

○计划生育，节制房事，以免耗损精血。

二、月经后期

月经周期延后7天以上，甚至3~5个月一行，连续出现两个周期以上者，称为月经后期，又称经行后期、经期错后、经迟等。

若经行仅延迟3~5天，或偶然延后一次，或青春期少女月经初潮后1年内，或围绝经期女性，周期时有延后，且无其他证候者，可不诊治。月经后期如伴经量过少，常可发展为闭经。本病西医学称之为"月经稀发"。

【病因病机】

本病发病机理有虚、实之别。虚者多因精血不足，冲任不充，血海不能按时满溢而经迟；实者多因经脉不通，冲任受阻，血海不能如期满盈，遂致月经后期。常见的证型有血寒、血虚、气滞。

1. 血寒

(1)实寒：经期或产后，感受寒邪；或过食寒凉，或冒雨涉水，寒搏于血，血为寒凝，冲任受阻，血海不能如期满溢，而致月经后期。

(2)虚寒：素体阳虚；或久病伤阳，阳虚内寒，脏腑失于温阳。气血生化失常，气虚血少，冲任不足，血海不能按时满溢，而致经行后期。

2. 血虚

体质素弱，营血不足；或久病失血；或多产房劳，耗伤精血；或脾气虚弱，化源不足，均可导致营血亏虚。冲任不充，血海不能按时满溢，而经期延后。

3. 气滞

素体抑郁，或愤怒忧思，气机郁滞，血行不畅，冲任阻滞，血海不能按时满溢，而致经期延后。

【辨证分型】

本病的辨证主要是根据经血的量、色、质的变化,结合全身症状、舌脉进行综合分析,辨其虚实。

1. 血寒

(1)实寒:月经周期延后,经量少,经色暗且有块;小腹冷痛,得热痛减,畏寒肢冷,或面色青白;舌质暗,苔白,脉沉紧。

(2)虚寒:月经周期延后,经量少,经色淡,质稀;小腹隐痛,喜暖喜按,腰膝酸软,小便清长,大便溏薄;舌质淡,苔白,脉沉迟或细弱。

2. 血虚

月经周期延后,经量少,经色淡,质稀;或小腹绵绵作痛,头晕眼花,心悸失眠,面色苍白或萎黄;舌质淡,苔薄,脉细弱。

3. 气滞

月经周期延后,经量少或正常,经色暗红,或有血块;小腹胀痛,胸胁乳房胀痛;舌质正常或红,苔薄白或微黄,脉弦或弦数。

【诊断要点】

1. 临床表现

月经周期延后 7 天以上,甚至 3 ~ 5 个月一行,并连续出现 2 个月经周期以上,可伴有经量及经期的异常。

2. 妇科检查

一般内外生殖器无器质性疾病。

3. 辅助检查

卵巢功能测定及 B 超检查有助于了解子宫、卵巢的发育和病变。

【鉴别诊断】

1. 早孕

育龄期女性月经过期未来,应首先排除妊娠。早孕者,月经多由正常而突然停经,有早孕反应;妊娠试验阳性;妇科检查子宫体增大、变软,宫颈着色;B 超盆腔扫描可见子宫腔内有孕囊。

2. 月经先后无定期

月经先后无定期是以月经周期或提前或错后 7 天以上,连续 3 个月经周期以上。

3. 妊娠出血病证

以往月经周期正常,本次月经延后又伴有阴道流血,量、色、质异于平时,或伴小腹疼痛者,应注意与胎漏、胎动不安、异位妊娠相鉴别。

【推拿治疗】

1. 治疗原则

本病治疗以调整月经周期为主,重在温经养血,活血行滞。实寒者,治以温经散寒,活血调经;虚寒者,治以温经扶阳,养血调经;血虚者,治以补血养营,益气调经;气滞者,理气行滞,活血调经。

2. 主要穴位

肝俞、脾俞、肾俞、气海、归来、血海、三阴交等。

3. 基本手法

见月经不调基本手法。

4. 辨证加减

(1)血寒

实寒:加掌摩小腹部;按揉天枢、子宫;掌擦背部督脉路线,掌擦八髎部位,以温热为度。

虚寒:加小鱼际擦命门,掌摩气海、关元;按揉归来、腰阳关。

(2)血虚:加捏脊;按揉中脘。

(3)气滞:加双掌搓摩两胁;按揉期门、太冲。

【预防与调护】

〇经前、经期适寒温,避免冒雨涉水、游泳。

〇调整饮食,忌寒凉、生冷之品。

〇调畅情志,保持心情愉快,避免精神刺激。

〇计划生育,避免因流产、产育过多,耗伤精血。

三、月经先后无定期

月经周期或提前或延后 7 天以上,连续出现 3 个月经周期以上者,称为月经先后无定期,又称经水先后无定期、月经愆期、经乱等。青春期初潮后 1 年内,或围绝经期出现月经先后无定期者,如无其他明显不适症状,可不予治疗。本病若伴有经量增多及经期延长,常可发展为崩漏。本病西医学称为月经不规则。

【病因病机】

本病的病机主要是肝肾功能失常,冲任失调,血海蓄溢无常。常见证型有肝郁、肾虚。

1. 肝郁

素性抑郁,或愤怒伤肝,肝气逆乱,疏泄失职,冲任不调,血海蓄溢失常,而致月经先后无定期。

2. 肾虚

素体肾气不足,或少年肾气未充,或绝经之年肾气渐衰,或多产房劳、大病久病伤肾,肾气亏损,封藏失职,冲任失调,血海蓄溢失常,致月经先后无定期。

【辨证分型】

本病的辨证主要是根据经血的量、色、质的变化,结合全身证候、舌脉,进行综合分析。如经量多少不定,色暗红,有血块,少腹、胸胁、乳房胀痛,情志抑郁,属肝郁;经量少,色淡,质清稀,头晕耳鸣,腰骶酸痛,小便频数属肾虚。

1. 肝郁

经来先后无定,经量或多或少,经色暗红或紫红,有血块,经行不畅;胸胁、乳房、少腹胀痛,精神抑郁,时欲叹息,脘闷纳呆;舌苔薄白或薄黄,脉弦。

2. 肾虚

经行或先或后,经量少,经色淡暗,质清稀;腰骶酸痛,头晕耳鸣,小便频数;舌淡,苔薄,脉细弱。

【诊断要点】

1. 临床表现

月经周期提前或错后7天以上,并连续出现3个月经周期以上,一般经期正常,经量或多或少或正常。

2. 妇科检查

子宫大小正常或偏小。

3. 辅助检查

B超检查、卵巢功能测定及内分泌激素测定有助于诊断。

【鉴别诊断】

崩漏是以月经周期、经期、经量均发生异常,并同时出现阴道出血或量多如注,或淋漓不断。本病则以月经周期紊乱为特征,一般经期正常,经量变化不大。

【推拿治疗】

1. 治疗原则

本病的治疗以调理冲任气血为原则。肝郁者,治宜疏肝解郁,理气调经;肾虚者,治宜补肾益气,养血调经。

2. 主要穴位

肝俞、肾俞、次髎、气海、关元、血海、三阴交等。

3. 基本手法

见月经不调基本手法。

4. 辨证加减

(1)肝郁:加双掌搓摩两胁;按揉太冲。

(2)肾虚:加掌摩气海、关元;按揉肾俞、太溪。

【预防与调护】

○保持心情舒畅,避免精神刺激,消除紧张、恐惧情绪。

○计划生育,避免多产、房劳,损伤肾气。

四、月经过多

月经周期正常,经量较以往明显增多,称为月经过多,亦称经水过多或月水过多。

一般认为每次经量以30～80毫升为宜,超过100毫升为月经过多。本病常与月经周期、经期异常并发,如月经先期伴经量过多等,若不及时治疗或调护不当,易发展成崩漏。

本病相当于西医学排卵型功能失调性子宫出血病引起的月经过多,或子宫肌瘤、盆腔炎、子宫内膜异位症等疾病引起的月经过多。子宫肌瘤引起的月经过多不属本病的治疗范围。

【病因病机】

本病主要由于气虚、血热和血瘀,使冲任不固,经血失于制约而致经量过多。

1. 气虚

素体虚弱,或饮食失节,劳逸失常,思虑过度,或大病久病,损伤脾气,则使中气不足,冲任不固,血失统摄,遂致经行量多。

2. 血热

素体阳盛,或恣食辛燥,或感受热邪,或七情过极,郁而化热,热扰冲任,迫血妄行,遂致经行量多。

3. 血瘀

素性抑郁,或愤怒过度,气滞而致血瘀;或经期产后余血未尽,复感外邪;或不禁房事,瘀血内停,瘀阻冲任,血不归经,离经妄行,以致经行量多。

【辨证分型】

本病以月经量多而周期、经期正常为辨证要点,结合经色和经质的变化以及全身证候辨其虚、实。

1. 气虚

行经量多,色淡质稀,神疲体倦,气短懒言,小腹空坠作痛,面色㿠白,舌淡,苔薄,脉缓弱。

2. 血热

经行量多,色鲜红或深红,质黏稠,口渴喜冷饮,心烦多梦,尿黄便结,舌红,苔黄,脉滑数。

3. 血瘀

经行量多,色紫暗,质稠有血块,经行腹痛,或平时小腹胀痛,舌紫暗或有瘀点,脉涩有力。

【诊断要点】

1. 临床表现

月经周期、经期基本正常,而经量与正常相比明显增多,且连续 2 个周期以上。病程长者可有血虚之象。

2. 妇科检查

一般无明显器质性病变。

3. 辅助检查

B 超、血液检查有助于诊断。

【鉴别诊断】

崩漏是月经周期、经期持续时间、经量均发生异常,出血无周期性,淋漓日久不能自然停止。

【推拿治疗】

1. 治疗原则

本病的治疗要注意经期和平时的不同,平时治本调经,慎用搓擦类温阳动血之手法,以免增加血量;经期固冲止血为主,目的在于减少血量,防止失血伤阴,需标本同治。气虚者,治以补气固冲,摄血调经;血热者,治以清热凉血,止血调经;血瘀者,治以活血化瘀,止血调经。

2. 主要穴位

肝俞、脾俞、胃俞、次髎、气海、关元、足三里等。

3. 基本手法

见月经不调基本手法。

4. 辨证加减

(1)气虚:加捏脊、按揉胃俞、中脘。

(2)血热:加掌推大椎至长强、按揉太冲、曲池。

(3)血瘀:加按揉血海、三阴交等穴。

【预防与调护】

○避免精神刺激,保持心情愉快。

○注意经期卫生与保健,适当休息,避免过劳或剧烈运动。

○合理饮食,慎食辛辣温燥之品,以营养丰富易消化为原则。

五、月经过少

月经周期正常,经量明显少于既往,经期不足 2 天,甚或点滴即净者,称月经过少,亦称经水涩少、经量过少。一般认为月经量少于 20 毫升为月经过少。月经过少伴月经后期者,常可发展为闭经。

本病相当于西医学子宫发育不良、性腺功能低下、子宫内膜结核、子宫内膜炎或刮宫过度等引起的月经过少。

本病属器质性病变者,病程较长,不属于推拿治疗范围。

【病因病机】

本病有虚、实之分。虚者多因肾气不足或营血亏虚,冲任不充血海不盈而致;实者多由瘀血内停或痰湿壅盛,冲任阻滞,气血运行不畅而致。

1. 肾虚

先天禀赋不足,或房劳多产,大病久病,损伤肾气,或屡次堕胎,伤精耗气,致使肾精亏损,肾气不足,冲任亏虚,血海充而不盛,而致月经量少。

2. 血虚

大病久病,堕胎多产,数伤于血,营血亏虚,或饮食劳倦,思虑过度,损伤脾气,脾虚化源不足,冲任气血亏虚,血海满而不盈,而致经行量少。

3. 血寒

经期产后,感受寒邪,或过食生冷,寒邪伏于冲任,血为寒滞,运行不畅,血海满溢不多,致经行量少。

4. 血瘀

经期产后,败血未净之际,七情内伤,气滞血瘀,或感受邪气,邪与血结,瘀滞冲任,气血运行不畅,血海不能充盈,以致经行量少。

【辨证分型】

本病以经量明显减少而周期正常为辨证要点,也可伴有经期缩短。月经过少应从月经的色、质、有无腹痛,结合全身症状及舌脉以辨虚实。

1. 肾虚

经来量少,不日即净,或点滴即止,血色淡暗,质稀,腰酸腿软,头晕耳鸣,小便频数,舌淡,苔薄,脉沉细。

2. 血虚

经来量少,不日即净,或点滴即止,经色淡红,质稀,头晕眼花,心悸失眠,皮肤不润,面色萎黄,舌淡,苔薄,脉细无力。

3. 血寒

经行量少,色暗红,小腹冷痛,得热痛减,畏寒肢冷,面色青白,舌暗,苔白,脉沉紧。

4. 血瘀

经行涩少,色紫黑有块,小腹刺痛拒按,血块下后痛减,或胸胁胀痛,舌紫暗,或有瘀斑紫点、脉涩有力。

【诊断要点】

1. 临床表现

月经周期正常,经量较正常明显减少,甚或点滴即净;或经量减少,同时经期也缩短,不足 2 天,为本病的诊断要点。

2. 妇科检查

一般无明显器质性病变。青春期或未生育女性可扪及子宫小于正常。

3. 辅助检查

B 超、宫腔颈检查、诊断性刮宫等有助于诊断。

【鉴别诊断】

1. 激经

怀孕初期仍按月行经,量少而无损于胎儿的一种特殊生理现象称为激经。激经见于婚后月经规则的女性,突然经量减少,可伴有恶心、呕吐、头晕等早孕反应,尿妊娠试验阳性。而月经过少一般很少突然发病,多为逐渐减少,且无早孕反应。

2. 经间期出血

其出血量较月经量明显减少,但经间期出血多发生在两次月经之间(即排卵期),且有规律地发作,结合基础体温测定,可做鉴别。

【推拿治疗】

1. 治疗原则

本病的治疗重在养血行血调经。血虚者,治宜养血调经;肾虚者,治宜补肾益精,养血调经;血寒者,治宜温经散寒,活血调经;血瘀者,治宜活血化瘀,养血调经。

2. 主要穴位

脾俞、肾俞、三焦俞、八髎、足三里、三阴交、梁丘、血海等。

3. 基本手法

见月经不调基本手法。

4. 辨证加减

(1)肾虚:擦揉肾俞、命门、涌泉。

(2)血虚:加捏脊疗法,重点刺激背部膀胱经路线。

（3）血寒：加摩小腹部，以热为度。

（4）血瘀：分推胸胁部，按揉肝俞、膈俞等穴。

【预防与调护】

○注意调节情志，保持心情舒畅，避免精神刺激。

○注意经前及经期调适寒温，避免冒雨涉水，过食寒凉。

○注意劳逸结合，加强身体锻炼，增强体质。

复习思考题

1. 何谓月经不调？月经病的治疗原则是什么？

2. 简述月经不调推拿治疗的基本手法。

3. 何谓月经先期？

4. 简述月经先期的主要病因病机。

5. 试述月经先期各型的主要证候、治疗原则。

6. 何谓月经后期？

7. 月经后期的主要病机是什么？

8. 试述月经后期各型的主要证候、治疗原则。

9. 简述月经后期与早孕的鉴别。

10. 何谓月经先后无定期？

11. 简述月经先后无定期的主要病因病机。

12. 试述月经先后无定期各型的主要证候及治疗原则。

13. 何谓月经过多？

14. 月经过多的诊断要点有哪些？

15. 简述月经过多的预防与调护。

16. 何谓月经过少？

17. 月经过少的诊断要点有哪些？

18. 简述月经过少的预防与调护。

第二节 痛 经

女性正值经期或经行前后，出现周期性小腹疼痛，或痛引腰骶，甚至剧痛晕厥者，称为痛经,也称经行腹痛。若偶尔伴随月经出现轻微的腰酸腹坠,不影响日常工作、学习者,不作病论。

【小知识】

西医学把痛经分为原发性痛经和继发性痛经,前者又称功能性痛经,系指生殖器官无明显器质性病变者;继发性痛经是指有盆腔器质性疾病引起,如盆腔子宫内膜异位症、慢性盆腔炎、子宫腺肌症、妇科肿瘤、宫颈口粘连狭窄等病变所致。功能性痛经容易痊愈,多见于青年女性。继发性痛经病程较长,缠绵难愈,多见于育龄期女性。

本节主要论述原发性痛经,继发性痛经不属本节讨论范围。

【病因病机】

痛经发病有虚、实之分。实者多由气滞血瘀、寒凝血瘀、湿热蕴结,致使气血运行不畅,冲任阻滞,"不通则痛";虚者多由气血虚弱、肝肾亏损致使精亏血少,冲任失养,"不荣则痛"。痛经病位在冲任、胞宫,变化在气血,表现为痛证。其病之所以伴随月经周期而发生,是与经期及经期前后冲任气血变化有关。未行经期间,由于冲任气血平和,致病因素尚不足以引起冲任、胞宫气血瘀滞或失养,故不发生疼痛。而值经期前后,血海由满盈到泄溢,泄后暂虚,胞宫、冲任气血变化较平时急骤,故易受致病因素干扰,导致痛经。若病因未除,素体状况未改善,则下次月经来潮,疼痛又复发。痛经临床常见证型有气滞血瘀、寒凝血瘀、湿热蕴结、气血虚弱、肝肾亏损等。

1. 气滞血瘀

素性抑郁,或愤怒伤肝,肝气郁结,气滞血瘀;或经期、产后,余血内流,郁滞冲任、子宫。每值经前、经期气血下注冲任、胞宫,气血更加壅滞不通,故"不通则痛",发为痛经。

2. 寒凝血瘀

经期、产后冒雨、涉水,或久居湿地,感受寒湿;或经期过食寒凉生冷,内伤于寒,血为寒凝;或素禀阳虚,阴寒内盛,致冲任气血失畅。经前、经期气血下注冲任、胞宫,气血更加壅滞,故发为痛经。

3. 湿热蕴结

素有湿热内蕴,或经期、产后感受湿热之邪,与血搏结,阻滞气血。经行之际,气血下注冲任、胞宫,气血壅滞更甚,故"不通则痛",发为痛经。

4. 气血虚弱

素体虚弱,气血不足;或大病久病,耗伤气血;或脾胃虚弱,化源不足,以致气虚血少,冲任失养。经后气血更虚,冲任、胞宫失于濡养,故"不荣则痛",加上气虚,无力流通经血,亦可发为痛经。

5. 肝肾亏损

禀赋不足,脾肾素虚;或多产房劳,久病虚损,伤及肝肾,以致精亏血少,冲任不足,胞脉失养。经后精血更虚,冲任、胞宫失于濡养,故"不荣则痛",发为痛经。

【辨证分型】

痛经是以腹痛为主证,故首先应根据痛经发生的时间、部位、性质和程度,再结合月经的期、量、色、质的变化及全身证候、舌脉,辨其虚、实、寒、热。

辨疼痛的时间、部位:一般痛在经前、经期多属实;痛在经后多属虚。小腹正中痛者,多为血瘀;痛在少腹一侧或双侧者,病多在肝;痛及腰脊者,病多在肾。

辨疼痛的性质、程度:隐痛、喜揉多属虚;腹痛拒按多属实。得热痛减多属寒,得热痛增多属热。胀甚于痛,时痛时止多为气滞;痛甚于胀,持续作痛多为血瘀。本病以实证居多,虚证较少,也有虚实夹杂者。

1. 气滞血瘀

经前或经期,小腹胀痛拒按;经行不畅,经量少,经色暗且有块,块下痛减;胸胁、乳房胀痛;舌紫暗或有瘀点,脉弦或弦涩有力。

2. 寒凝血瘀

经前或经期,小腹冷痛或绞痛,得热痛减;经行量少,经色暗且有块;畏寒肢冷,面色青白,带下量多;舌暗,苔白或白滑,脉沉紧。

3. 湿热蕴结

经前或经期,小腹灼热胀痛、拒按,痛连腰骶;经行量多或经期延长,经色暗红,质稠有块;平素带下量多,黄稠臭秽,小便黄赤;舌质红,苔黄腻,脉滑数或弦数。

4. 气血虚弱

经期或经后,小腹隐痛、喜按,或小腹及阴部坠痛;经量少,色淡,质稀;面色无华,神疲乏力,头晕心悸,失眠多梦;舌质淡,苔薄,脉细弱。

5. 肝肾亏损

经期或经后,小腹隐痛、喜按;经行量少,色暗淡,质稀薄;面色晦暗,头晕耳鸣,或有潮热,腰骶酸痛,失眠健忘;舌质淡,苔薄白或薄黄,脉沉细。

【诊断要点】

1. 临床表现

经期或经行前后小腹疼痛,有的可痛及全腹或腰骶部,随月经周期而发,或疼痛难忍,或伴有呕吐,汗出,面青肢冷等晕厥之象。偶有腹痛延续至经净,或经净后 1～2 天始觉小腹隐痛。

2. 妇科检查

功能性痛经者,妇科检查多无明显器质性病变,亦有部分患者可见子宫体极度屈曲或子宫颈口狭窄等。继发性痛经者,可有明显阳性体征,如子宫内膜异位症者,多有触痛性结节、子宫活动受限或伴有卵巢囊实性包块;子宫腺肌症者,多有子宫均匀性增大,经期检查时子宫压痛明显等。

3. 辅助检查

盆腔 B 超、腹腔镜、宫腔镜检查,对明确器质性痛经有诊断意义。

【鉴别诊断】

1. 异位妊娠

异位妊娠疼痛不呈周期性,多有停经史和早孕反应;妊娠试验阳性;妇科检查、B 超及阴道后穹隆穿刺等可助鉴别。

2. 胎动不安

胎动不安除有少量阴道流血和轻微小腹疼痛,可伴有腰酸和小腹下坠感,腹痛不呈周期性;妊娠试验阳性;妇科检查,子宫体增大且变软;B 超可见宫腔内有孕囊和胚芽,或见胎心搏动。

3. 其他疾病

还应注意与发生在经期的有腹痛症状的其他疾病进行鉴别,如急性阑尾炎、卵巢囊肿蒂扭转、结肠炎、膀胱炎等病。

【推拿治疗】

1. 治疗原则

痛经的治疗原则,以调理气血为主。具体实施时应标本兼顾,经期调血止痛以治标;平时辨证求因以治本。气滞血瘀者,治以理气活血,行瘀止痛;寒凝血瘀者,治以温经散寒,祛瘀止痛;湿热蕴结者,治以清热除湿,化瘀止痛;气血虚弱者,治以益气养血,调经止痛;肝肾亏损者,治以补肾益精,养血止痛。

2. 主要穴位

气海、关元、地机、血海、三阴交、膈俞、肾俞、次髎等。

3. 基本手法

患者俯卧位,医者站于一侧。

揉按腧穴法:医者叠掌揉、压腰骶部两侧数遍;双拇指反复揉按八髎部位;拇指重揉按三焦俞、大肠俞、次髎穴;掌擦八髎部位,以热为度。患者仰卧位,医者站于一侧。掌摩小腹部数分钟;双拇指按揉天枢、五枢、血海、三阴交穴。此法为经期止痛手法。

患者仰卧位,医者站于一侧。

摩揉小腹法:医者掌摩气海、关元穴,以小腹部有热感为度;双拇指反复揉、压脐下冲脉、任脉路线数遍;拇指按揉肓俞、气海、足三里、三阴交等穴。

患者俯卧位,医者站于一侧。

揉擦腰部法:医者双掌揉背腰部两侧数遍;双手大鱼际揉按两侧肾俞穴数次;拇指按揉膈俞、肝俞、脾俞、肾俞、次髎;掌擦八髎部位,以热为度。

摩揉小腹法和揉擦腰部法为非经期的治疗手法。

4.辨证加减

(1)气滞血瘀:加双掌搓摩两胁;按揉太冲、行间。

(2)寒凝血瘀:加掌擦背部督脉,以热为度;按揉中极、地机。

(3)湿热蕴结:加轻叩腰骶部数遍;按揉带脉、阴陵泉。

(4)气血虚弱:加捏脊;指揉中脘、建里。

(5)肝肾亏损:小鱼际擦肾俞、命门,至小腹部有温热感为度;按揉照海、太溪。

【预防与调护】

○宣传月经生理常识,消除恐惧焦虑心理。

○经期注意保暖,避免冒雨涉水,忌生冷、肥腻之品。

○注意调节情志,保持心情愉快。

○经期禁房事,以免发生子宫内膜异位症及盆腔感染。

○经期避免剧烈运动和过度劳累,以免耗伤气血。

复习思考题

1.何谓痛经? 其主要病因病机是什么?

2.简述痛经的寒、热、虚、实、在气、在血的辨证要点。

3.试述气滞血瘀型和寒凝血瘀型痛经的主要证候、治疗原则。

4.试述痛经的推拿基本手法。

第三节　闭　　经

女子年逾16周岁,月经尚未来潮;或已建立月经周期后又中断达6个月以上,或者超过自身的三个自然周期者,称为闭经。前者称原发性闭经,后者称为继发性闭经。古称女子不月、月事不来、经闭等。

女性在妊娠期、哺乳期,或进入围绝经期的月经停闭,或少女初潮后2年内偶尔月经停闭,无其他不适者,均属生理现象,亦无须治疗。因先天性生殖器官缺陷,或后天器质性损伤致无月经者,不属本节讨论内容。

【病因病机】

闭经的病机有虚、实两个方面。虚者多由肝肾亏损、气血虚弱、阴虚血燥,而致精血不足,血海空虚,无血可下;实者多由气滞血瘀、痰湿阻滞,而致血行不畅,冲任受阻,胞脉不通,血不得下。闭经常见的证型有肝肾亏损、气血虚弱、阴虚血燥、气滞血瘀、痰湿阻滞。

1. 肝肾亏损

先天禀赋不足;或多产房劳;大病久病伤及肾,致肾精亏耗,无精化血,精血匮乏,冲任空虚,血海不盈,无血可下,故成闭经。

2. 气血虚弱

素体气血亏虚;或饮食劳倦,或忧思过度,损伤脾胃,气血化源不足;或大病久病,或数脱于血,致冲任血少,血海空虚,无血可下,故成闭经。

3. 阴虚血燥

素体阴虚,或失血伤阴,或久病耗血;或过食辛燥,灼烁阴血,致血海干涸,无血可下,故成闭经。

4. 气滞血瘀

素性抑郁,或郁怒伤肝,气血瘀滞;或经期、产后,外感风冷寒湿;或内伤寒凉生冷,血为寒凝。致冲任受阻,血行不畅,故成闭经。

5. 痰湿阻滞

形体肥胖,痰湿内盛;或素体脾虚,或饮食不节,脾虚失运,湿聚成痰,脂膜痰湿壅塞,阻于冲任,胞脉不通,经血不得下行,故成闭经。

【辨证分型】

闭经的辨证应首先分清是经病还是他病所致。他病者,当先治他病;经病者再辨明虚实。一般月经初潮迟,或由月经后期,量少渐至停闭,伴其他虚象,多属虚证;若骤然停经,并伴有其他实象,多为实证。

1. 肝肾亏损

年逾16周岁尚未行经,或月经周期延后,经量少,渐至月经停闭;兼见形体瘦弱,面色憔悴,头晕耳鸣,腰膝酸软;舌淡红,苔少,脉沉弱或细涩。

2.气血虚弱

月经周期延后,经量少,经色淡,质稀,渐至经闭不行;兼见面色萎黄,神疲乏力,头晕目眩,心悸气短;色淡,苔薄,脉细无力。

3.阴虚血燥

月经周期延后,经量少,经色红,质稠,渐至经闭不行;五心烦热,颧红唇干,骨蒸劳热,盗汗,干咳或咳嗽唾血;舌红,苔少,脉细数。

4.气滞血瘀

月经渐至停闭或骤然停闭;精神抑郁,心烦易怒,胸胁胀满,少腹胀痛拒按;舌紫暗,或有瘀点,苔白,脉沉弦或弦涩。

5.痰湿阻滞

月经延后,经量少,经色淡,质黏腻,渐至闭经;形体肥胖,胸胁满闷,呕恶痰多,神疲倦怠,纳少便溏,带下量多;舌体胖大,苔白腻,脉沉滑。

【诊断要点】

1.临床表现

女子年逾16周岁,月经尚未初潮,可伴第二性征发育差;或已行经,月经停闭超过6个月。

2.妇科检查

注意阴毛分布及内外生殖器官发育情况,排除畸形及器质性病变的存在。并注意全身发育,第二性征发育状况,及乳房有无乳汁分泌等。

3.辅助检查

基础体温测定、诊断性刮宫、B超、CT、磁共振成像(MRI)、宫腔造影及激素水平测定等均有助于诊断。

【鉴别诊断】

1.避年

避年者月经一年一行,可正常生育。

2.暗经

暗经者,终身不行经而能生育,也无不适。

3.育龄期妊娠停经

生育女性月经停闭达6个月以上者,需与胎死腹中相鉴别。胎死腹中除有月经停闭,早孕反应,乳房增大,小腹膨隆等妊娠体征。借助妊娠试验、B超和妇科检查有助于鉴别。

【推拿治疗】

1.治疗原则

本病的治疗原则是虚者补而通之;实者泻而通之;虚实夹杂者当攻中有养,补中有通,以达到恢复或建立规律性月经周期为目的。本病虚证多,实证少,切忌妄行攻破之法。肝肾亏损者,治宜补益肝肾,养血调经;气血虚弱者,治宜补中益气,养血调经;阴虚血燥者,治宜滋阴润燥,养血调经;气滞血瘀者,治宜理气活血,祛瘀通经;痰湿阻滞者,治宜豁痰除湿,活血调经。

2. 主要穴位

肝俞、脾俞、肾俞、次髎、气海、关元、足三里等。

3. 基本手法

患者俯卧位,医者站于一侧。

推揉背腰法:医者双掌分推背腰部两侧;叠掌揉脊柱两侧数遍;拇指揉按膀胱经内侧线数遍;拇指揉按膈俞、肝俞、脾俞、肾俞、次髎;小鱼际擦肾俞,掌擦八髎部位,以热为度。

患者仰卧位,医者站于一侧。

摩揉小腹法:医者掌摩小腹部,以有温热感为度;双掌轮状揉小腹部数遍;双拇指揉、压脐下冲脉、任脉路线数遍;揉按中脘、气海、关元、归来穴。

拿揉下肢法:医者多指拿揉小腿内外侧,揉按足三里、三阴交。

患者正坐位,医者站其后侧。

揉拿颈肩法:医者多指揉拿颈肩部,拿肩井穴。

4. 辨证加减

(1)肝肾亏损:加小鱼际擦命门;按揉太溪、涌泉。

(2)气血虚弱:加捏脊;按揉胃俞、公孙。

(3)阴虚血燥:加小鱼际擦涌泉;按揉太溪、照海。

(4)气滞血瘀:加双掌搓摩两胁和轻叩腰骶部;按揉血海、太冲。

(5)痰湿阻滞:加按揉阴陵泉、丰隆。

【预防与调护】

○在经期或产后,注意调养,避免受凉、劳累等。

○平衡饮食,控制体重,避免营养不良。

○保持心情舒畅,解除心理负担,稳定情绪,积极治疗。

○采取有效的节育措施,避免引产、刮宫等损伤。

○积极治疗可能导致闭经的疾病,以防发展成闭经。

复习思考题

1. 简述闭经的定义、主要病因病机。

2.试述闭经各型的主要证候及治疗原则。

第四节 崩 漏

崩漏是指经血非时暴下不止或淋漓不尽,前者称崩中或经崩,后者称漏下或经漏。二者出血情况虽不同,但其病因病机基本一致,且可相互转化:崩证日久气血耗伤,渐成漏下;久漏不止,病势日进,亦可转变成崩证,故概称崩漏。崩漏既是妇科常见病,也是疑难急重病证。本病西医学称为无排卵型功能失调性子宫出血。

崩漏属于月经病范围。因器质性病变或胎、产、杂病等引起的似崩似漏的下血证,不属本病范围。

【病因病机】

本病的主要病机是冲任损伤,不能制约经血,胞宫藏泻失常,经血非时妄行。崩漏常见的病机有脾虚、肾虚、血热、血瘀等。

1.脾虚

素体脾虚;或劳倦、忧思过度,或饮食失调,损伤脾气,致脾虚气弱,统摄无权,冲任不固,不能制约经血,而成崩漏。

2.肾虚

先天不足,肾气稚弱,天癸初至,冲任未盛;或久病大病及肾,或绝经期肾气渐衰;或多产房劳等均致肾虚。若耗伤精血,肾阴亏虚,阴虚火旺,热伤冲任,迫血妄行,而成崩漏;若肾阳虚损,封藏失职,冲任不固,不能制约经血,而成崩漏。

3.血热

(1)虚热:素体阴虚;或久病、失血致阴伤,虚火内炽,扰动血海,故经血非时妄行,而成崩漏。

(2)实热:素体阳盛血热;或素性抑郁,郁久化热;或感受热邪;或过食辛辣,火热内盛,均可引起热伏冲任,迫血妄行,而成崩漏。

4.血瘀

素性抑郁,或愤怒伤肝,气滞血瘀;或经期、产后败血未尽,又感受外邪,邪与血结而成瘀;或崩漏日久,离经之血为瘀。瘀阻冲任,血不归经而妄行,遂成崩漏。

崩漏病本在肾,病位在冲任,变化在气血,表现为子宫非时下血,或为崩,或为漏,或崩漏互见,或崩闭交替。崩漏发病常是因果相干,气血同病,多脏受累。

【辨证分型】

崩漏的主证是血证,故辨证应根据出血的量、色、质的变化,结合全身证候、舌脉及发病的久暂,辨其虚、实、寒、热。经血非时暴下或淋漓难尽、色淡、质稀者,多属虚;经来无期,时来时止,或久漏不止,或时崩时闭,色暗有块,多属瘀;经血暴崩不止,或久崩久漏,血色淡暗,质稀者,多属寒、属虚。经血非时暴下,量多势急,继而淋漓不止,血色鲜红或深红,质稠者,多属热。一般而言,崩漏虚证多而实证少,热者多而寒者少,即使是热也多为虚热。

患者的年龄也可作辨证的重要参考。青春期多属肾气不足,冲任未充;育龄期多见肝郁血热,冲任受损;围绝经期多因肝肾亏损或脾气虚弱,冲任不固。

1. 脾虚

经来无定期,量多如崩,或淋漓不尽,经色淡,质清稀;面色㿠白,神疲气短,小腹空坠,四肢不温,纳呆便溏;舌淡胖,苔薄白,脉细弱或沉弱。

2. 肾虚

(1)肾阴虚:经来无期,出血淋漓不尽或量多,经色鲜红,质稍稠;头晕耳鸣,腰膝酸软,五心烦热;舌红,少苔,脉细数。

(2)肾阳虚:经来无期,出血量多或淋漓不尽,经色淡,质稀;畏寒肢冷,面色晦暗,腰膝酸软,小便清长,大便溏薄;舌质淡,苔薄白,脉沉细。

3. 血热

(1)虚热:经来无期,量少淋漓不尽或量多势急,经色深红,质稠;颧红潮热,口燥咽干,烦热少寐,小便短少,大便干结;舌红,苔薄黄,脉细数。

(2)实热:经来无期,经血突然暴崩如注,或淋漓日久不净,血色深红,质稠;口渴烦热,小便黄,或大便干结;舌红,苔黄,脉洪数。

4. 血瘀

经血非时而下,量时多时少,时下时止,或淋漓不尽,或停闭日久,突然崩中下血,经色紫暗有血块;小腹疼痛拒按;舌质紫暗或有瘀点,苔薄白,脉弦细或涩。

【诊断要点】

1. 临床表现

月经周期、经期、经量发生严重紊乱。表现为月经不按周期而妄行;出血或量多如注,或淋漓不尽;行经时间超过半个月以上,甚至数月不净。出血量多日久者,常有不同程度的贫血表现。

2. 妇科检查

多无明显的器质性病变。

3.辅助检查

B超、妊娠试验、血液检查、宫颈刮片、诊断性刮宫、宫腔镜检查、基础体温测定等检查,有助诊断,并排除生殖器官肿瘤、妊娠病、炎症或全身性疾病引起的阴道出血。

【鉴别诊断】

1.月经不调

月经周期、经期、经量,只是单纯一个方面发生异常,不会同时严重异常。

2.赤带

以带中有血丝为特点,月经的周期、经期、经量都正常。妇科检查多能鉴别。

3.妊娠病下血

有停经史,伴腹痛,甚至有妊娠物排出,妊娠试验和B超检查可助鉴别。

4.外阴、阴道损伤出血

有相关的外伤史,阴道持续出血,色鲜红,妇科检查可见伤口,有活动性出血。

5.生殖器肿瘤出血

妇科检查,结合B超、诊断性刮宫、CT、MRI等检查,以助鉴别。

由血液病、肝脏疾病等导致的不规则阴道出血过多,通过询问病史、妇科检查、血液检查或骨髓细胞检查等,不难鉴别。

【推拿治疗】

1.治疗原则

崩漏的治疗,应本着"急则治其标,缓则治其本"的原则,灵活掌握塞流、澄源、复旧三法。

(1)塞流:即止血。暴崩之际,急当止血防脱。止血之法有固涩止血、固气止血、求因止血等。若出血势急量多,急需中西医结合进行抢救。

(2)澄源:即正本清源,求因治本。一般用于暴血缓减后的辨证治疗,常用滋肾、补肾、健脾、益气、清热、化瘀等法。

(3)复旧:即固本善后。青春期患者重在补益肾气,固摄冲任;育龄期患者重在疏肝养肝,调理冲任;围绝经期患者重在滋肾扶脾,调摄冲任。肾为月经之本,故宜益肾固冲调经,本固血充则经水自调。

治崩三法不可截然分开,塞流需澄源,澄源当复旧。必须结合具体病情相互参合,因证而施,灵活运用。脾虚者,治宜健脾益气,固冲止血;肾阴虚者,治宜滋肾益阴,固冲止血;肾阳虚者,治宜温肾益气,固冲止血;虚热者,治宜滋阴清热,固冲止血;实热者,治宜清热凉血,固冲止血;血瘀者,治宜活血化瘀,止血调经。

2. 主要穴位

膈俞、肝俞、次髎、气海、关元、血海、三阴交、隐白等。

3. 基本手法

患者俯卧位,医者站于床的一侧。

推揉背腰法:医者双掌交替推背腰部膀胱经路线数遍;叠掌或双掌同时揉背部、腰骶部数遍;双拇指重叠或同时自上而下按揉背部膀胱经第一侧线数遍,重点按揉膈俞、肝俞、次髎穴;侧掌滚背腰部膀胱经路线数遍。

揉拿下肢法:医者掌推下肢膀胱经路线数遍;多指揉、拿下肢,以小腿为重点,按揉涌泉。

患者仰卧位,医者站于床的一侧。

揉摩腹部法:医者双掌交替推上腹部及小腹部数遍;叠掌揉胃脘部及腹部;顺时针摩小腹部数分钟;按揉中脘、气海、关元穴。

揉压腧穴法:医者按揉小腿内外侧,按揉血海、三阴交、隐白。

患者正坐位,医者站其后侧。

揉拿颈肩法:医者多指揉拿颈肩部数次,拿肩井穴。

4. 辨证加减

(1)脾虚:加捏脊;按揉脾俞、胃俞、足三里。

(2)肾虚:肾阴虚者,加按揉肾俞、太溪;肾阳虚者,加小鱼际擦肾俞、命门,以透热为度。

(3)血热:虚热者,加推涌泉;按揉照海、肾俞。实热者,加按揉合谷、曲池。

(4)血瘀:加双掌搓摩两胁和轻叩腰骶部数遍;按揉太冲、中极。

【预防与调护】

○积极治疗有出血倾向的月经不调,以防发展成崩漏。

○经期避免劳累,出血期间,注意局部卫生,禁止房事、盆浴。

○重视经期卫生,尽量避免或减少宫腔手术,以防并发症。

○调整饮食,加强营养,宜食高蛋白食物及含铁高的食物。

○注意调畅情志,保持心情愉快,避免精神刺激。

○崩漏是妇科急重证,暴崩下血时,易气随血脱,甚至出现厥证、脱证,应采用中西医结合的急救措施以防厥脱。

1. 何谓崩漏?
2. 简述崩漏的主要病因病机。
3. 试述崩漏各型的主要证候及治疗原则。
4. 简述塞流、澄源、复旧的含义。

第五节 经行泄泻

每值行经前后或经期,大便溏薄,甚或清稀如水,日解数次,经净即止者,称为经行泄泻,又称经行而泻、经来泄泻。

【病因病机】

本病主要责之于脾、肾。因脾主运化,肾为胃之关,主司二便。发病机理主要是脾肾阳虚,运化失司,水谷精微不化,水湿之邪从大肠而下,遂致泄泻。常见的证型有脾虚、肾虚。

1. 脾虚

素体脾虚,或忧思劳倦,或肝郁犯脾,损失脾气。经前或经行时气血下注冲任,脾气益虚,失于运化,湿浊内停,渗于肠间,而成泄泻。

2. 肾虚

素体肾虚,或久病伤肾,命门火衰。经行时经水下泄,肾气益虚,脾失温煦,运化失司,致成泄泻。

【辨证分型】

本病有脾虚、肾虚之别。若大便溏薄,脘腹胀满,多为脾虚之候;大便清稀如水,每于黎明时腹泻,伴畏寒肢冷者,多为肾虚所致。

1. 脾虚

月经前后,或正值经期,大便溏薄;经行量多,色淡,质稀;脘腹胀满,神疲肢软,少气懒言,或面浮肢肿;舌淡,苔白或白腻,脉濡缓。

2. 肾虚

经期或经期前后,大便泄泻,或五更泄泻;经色淡,质清稀;腰膝酸软,头晕耳鸣,畏寒肢冷;舌淡,苔白,脉沉迟无力。

【诊断要点】

1. 临床表现

每值经行前后或经期,即大便稀薄,甚者如水样,或大便次数增多,经净渐止,并伴随月经周期反复发生。

2. 妇科检查

盆腔器官无异常。

3. 辅助检查

大便常规检查及肠镜检查,未发现异常。

【鉴别诊断】

1. 内科泄泻

多因脏腑功能失调、饮食内伤或外感所致泄泻,偶可正值经期发病,但无随月经周期反复发作的特点。

2. 内科痢疾

除有大便次数增多、便质稀薄,还有腹痛、里急后重、脓血便等症状,但与月经周期无关。

【推拿治疗】

1. 治疗原则

本病的治疗以健脾温肾、除湿止泻为原则。脾虚者,治宜健脾益气,渗湿止泻;肾虚者,治宜温肾健脾,除湿止泻。

2. 主要穴位

脾俞、肾俞、大肠俞、次髎、天枢、足三里、上巨虚、三阴交等。

3. 基本手法

患者俯卧位,医者站于床的一侧。

揉擦腰骶法:医者双掌交替推长强至命门数遍;掌揉背部及腰骶部;掌按背腰部膀胱经路线;双拇指重叠拨揉背腰部的竖脊肌;侧掌滚背腰部数遍;按揉脾俞、肾俞、大肠俞、次髎穴;掌擦八髎穴,小鱼际擦脾俞、肾俞穴。

揉拿下肢法:医者多指揉拿下肢,按揉涌泉。

患者仰卧位,医者站于床的一侧。

摩揉腹部法:医者逆时针摩腹部数分钟;掌揉胃脘部及小腹部;按揉中脘、天枢穴。

揉压下肢法:医者多指揉拿小腿内外侧,拇指重点揉压小腿胃经路线数遍,按揉足三里、上巨虚、三阴交穴。

4.辨证加减

(1)脾虚:加捏脊;按揉阴陵泉、公孙穴。

(2)肾虚:加小鱼际擦命门;按揉气海、关元穴。

【预防与调护】

○饮食宜清淡,忌寒凉生冷、油腻之品。

○在经期注意劳逸结合,避免过度劳累。

○做好计划生育,房事有节,以免损伤肾气。

 复习思考题

1.何谓经行泄泻?

2.简述经行泄泻的主要发病机制。

3.试述脾虚型经行泄泻的主要证候和治疗原则。

第六节　经行头痛

每值经期或行经前后,出现以头痛为主要症状者,称为经行头痛。

【病因病机】

本病主要病机是肝血不足,脑失所养;或气滞血瘀,肝火旺盛,侵扰清阳之府。常见证型有血虚、肝火、血瘀。

1.血虚

素体血虚,或大病久病,或经行量多、耗伤气血,或脾虚气血化源不足。经行时精血下注冲任,阴血益感不足,血虚清窍失养,遂致头痛。

2.肝火

情志内伤,肝气郁结,气郁化火,而冲脉附于肝,足厥阴肝经循巅络脑。经行时阴血下聚,冲气偏旺,肝火随冲气上逆,清窍被扰,而作头痛。

3.血瘀

情志不畅,肝失条达,气机郁结;或正值经期,遇寒饮冷;或因跌仆外伤,瘀血内阻等,皆可致血行不畅。经行时气血下注胞宫,瘀血阻络,气血运行受阻,脑脉络不通,故致头痛。

【辨证分型】

经行头痛以伴随月经周期出现头痛为特点。临床以疼痛时间、疼痛性质,辨其虚实。一般实证多于经前或经期疼痛,多为胀痛或刺痛;虚证多在经后或行经将净时作痛,多为头晕隐痛。

1.血虚

经期或经后,头痛绵绵;月经量少,色淡,质稀;心悸失眠,神疲乏力;舌淡,苔薄白,脉细无力。

2.肝火

经行头痛,甚或巅顶掣痛,月经量稍多,色红,质稠;头晕目眩,烦躁易怒,口苦咽干;舌质红,苔薄黄,脉弦细数。

3.血瘀

每逢经前、经期头痛剧烈,痛如锥刺;经色紫暗有块;伴小腹疼痛拒按,胸闷不舒;舌暗或尖边有瘀点,苔薄白,脉细涩或弦涩。

【诊断要点】

1.临床表现

每值经期或行经前后,即出现明显的头痛,经后即止。

2.妇科检查

盆腔器官无异常。

3.辅助检查

可做头颅 CT 检查以排除颅脑占位性病变。

【鉴别诊断】

1.经行外感头痛

除头痛外,伴有恶寒、发热、鼻塞流涕、脉浮等表证。

2.鼻及鼻旁窦病变头痛

多表现为前额头痛,发病与月经周期无关,结合五官科专科检查,或 X 线片,或 CT 检查可助鉴别。

【推拿治疗】

1.治疗原则

本病治疗以调理气血、通经活络为主。血虚者,治宜补血益气止痛;肝火者,治宜养阴清热,柔肝熄风;血瘀者,治宜活血化瘀,通络止痛。

2.主要穴位

印堂、神庭、攒竹、鱼腰、太阳、阳白、头维、风池等。

3. 基本手法

患者仰卧位,医者站于床的一侧或坐位。

揉按腧穴法:医者双拇指交替推印堂至神庭,再由印堂沿眉弓向两侧分推至太阳穴数遍;双手鱼际由内向外分推前额;按揉太阳、印堂、攒竹、鱼腰、阳白、神庭、头维穴。

揉擦对挤法:医者双手多指揉、捏头部两侧数遍;多指擦两颞部;双掌对挤头部两侧,侧指敲击头部。

患者俯卧位,医者站于床的一侧。

揉滚肩背法:双掌分推肩背部;掌揉上背部;侧掌滚背部数遍。

揉拿颈肩法:医者多指揉拿颈肩部,按揉风池;双手合掌叩肩部及上背部;拿肩井。

4. 辨证加减

(1)血虚:加按揉脾俞、胃俞、足三里穴。

(2)肝火:加推桥弓,按揉率谷、太冲、行间穴。

(3)血瘀:加按揉膈俞、血海、太冲穴。

【预防与调护】

○注意调节情志,保持心情舒畅,避免精神刺激。

○经前、经期适寒温,避免冒雨涉水,过食寒凉。

○经期注意劳逸结合,避免过度疲劳。

复习思考题

1.何谓经行头痛?

2.简述经行头痛的主要发病机制。

3.试述经行头痛各型的主要证候及治疗原则。

第七节　绝经前后诸证

妇女在绝经期前后,伴随月经紊乱或绝经,出现阵发性烘热汗出、烦躁易怒、潮热面红、眩晕耳鸣、心悸失眠、面浮肢肿、腰背酸楚、纳呆、便溏、皮肤蚁行感等症状,称为绝经前后诸证,也称经断前后诸证。这些证候往往参差出现,轻重不一,持续时间或长或短,短者仅数月,长者迁延数年。

西医学围绝经期综合征可参照本病调治。

【病因病机】

妇女将届经断之年,肾气渐衰,天癸渐竭,冲任虚衰,精血不足,月经逐渐停闭而至绝经,生殖能力降低以至消失,这是女性正常的生理衰退变化。多数女性通过脏腑之间的调节,能顺利渡过这一时期。但有部分女性由于体质较弱,或产育、疾病、外界环境、精神因素等方面的影响,以致机体阴阳失衡,脏腑气血不调,而出现绝经期的诸多症状。

本病以肾虚为主,有偏于阴虚或偏于阳虚,或阴阳两虚的差别,因而出现不同证候,并可累及心、肝、脾,而出现兼夹之证。常见的证型有肾阴虚、肾阳虚、肾阴阳两虚。

1.肾阴虚

素体阴虚、久病或多产房劳、数脱于血等,皆可致阴血不足。绝经前后,天癸渐竭,肾阴益亏,致机体阴阳失调,脏腑功能紊乱,遂发绝经前后诸证。若肾阴虚不能养肝,则易致肝肾阴虚或肝阳上亢病证;若肾水不足,不能上济于心,致心火亢盛,又会出现心肾不交病证。

2.肾阳虚

素体阳虚、过用寒凉、感受寒凉深久、病久或房事过度等,皆可致肾阳亏虚。绝经之年,肾气渐衰,肾阳益见不足,脏腑失于温煦,则出现绝经前后诸证。若肾阳虚,命门火衰,不能温煦脾阳,可出现脾肾阳虚之证;若脾肾阳虚,不能化水,水湿内盛,湿聚成痰,则成痰湿证;若阳气亏虚,无力行血而为瘀,可致肾虚血瘀。

3.肾阴阳两虚

绝经前后,肾精亏虚,天癸渐竭,肾气也不充,或肾阴损及肾阳,肾阳损及肾阴,以致真阴真阳不足,不能温煦、濡养脏腑,机体的生理活动失调,则出现阴阳俱虚诸证。

【辨证分型】

本病以肾虚为本。临证时应根据临床表现、月经情况及舌脉辨其属阴、属阳。

1.肾阴虚

绝经前后,头晕耳鸣,阵发性烘热汗出,五心烦热,腰膝酸痛,足跟疼痛;月经紊乱,月经提前,经量或多或少,经色鲜红;皮肤干燥或瘙痒,口干,大便干结,小便短赤;舌质红,苔少,脉细数。

2.肾阳虚

绝经前后,腰膝酸冷,神疲乏力,面色晦暗,形寒肢冷,纳呆腹胀,大便溏薄;经行量多,经色淡暗,或崩中漏下;或面浮肢肿,或夜尿多,小便频数或失禁,或带下清稀;舌质淡,或胖嫩边有齿印,苔薄白,脉沉迟无力。

3. 肾阴阳两虚

经断前后,月经紊乱,经量少或多;头晕耳鸣,健忘,腰背冷痛,乍寒乍热,烘热汗出;舌淡,苔薄,脉沉弱。

【诊断要点】

1. 临床表现

发病年龄在45～55岁,症状轻重往往因人而异。最多出现的症状为月经紊乱,烘热汗出,情绪改变。此外,还可出现眩晕耳鸣、心悸失眠、腰背酸楚、面浮肢肿、皮肤蚁行感等症状。

2. 妇科检查

绝经后生殖器官开始萎缩,阴道黏膜变薄,子宫、输卵管、卵巢及乳腺等组织也逐渐萎缩。

3. 辅助检查

血清查:卵泡刺激素(FSH)、黄体生成激素(LH)、雌二醇(E_2)等,出现 LH、FSH 增高,E_2 降低的"二高一低"的内分泌改变。

【鉴别诊断】

1. 癥瘕

经断前后的年龄为癥瘕好发之期。如出现月经过多或经断复来,或有下腹疼痛,浮肿,或带下五色,气味臭秽,或身体骤然明显消瘦等症状者,应详加诊察,必要时结合西医学的辅助检查,明确诊断,以免贻误病情。

2. 眩晕、心悸、水肿

绝经前后常有头痛、头晕、胸闷、心悸等症状,与某些内科的眩晕、心悸、水肿等相类似,临证时应注意鉴别。

【推拿治疗】

1. 治疗原则

本病的治疗应注重调补肾之阴阳。清热不宜过于苦寒,祛寒不宜过于辛热,更不可妄用攻伐之品,以犯虚虚实实之戒。肾阴虚者,治宜滋养肾阴,佐以潜阳;肾阳虚者,治宜温肾扶阳,佐以温中健脾;肾阴阳两虚者,治宜阴阳双补。

2. 主要穴位

肝俞、脾俞、肾俞、中脘、神门、足三里、三阴交等。

3. 基本手法

患者俯卧位,医者站于一侧。

全身推抚法:医者双掌沿膀胱经路线从肩部推至跟腱处数遍;再沿胆经路线从两胁

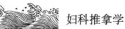

推至外踝数遍。

舒肋取穴法:医者双手多指沿肋间隙分推背腰部数遍;双拇指按揉肝俞、胆俞、肾俞;单掌从肝俞推至三焦俞。

按压夹脊法:医者叠掌揉背腰部膀胱经内侧线数遍;双掌交替压背腰部膀胱经内侧线数遍;拇指拨以上部位;双拇指交替按压华佗夹脊胸1至腰5数遍。

掌擦腰骶法:医者用小鱼际擦两侧肾俞穴,掌擦八髎部位,以温热感为度。

揉拿下肢法:医者用双手多指揉拿下肢,重点放于小腿三头肌;双拇指重叠按压跟腱数次;拇指揉或小鱼际擦涌泉穴。

患者仰卧位,医者站于一侧。

滚揉脘腹法:医者双掌交替推上腹部数遍;空拳滚揉上腹部数遍;拇指按揉中脘、建里穴。

揉拿四肢法:医者双手掌揉、压上肢屈肌面;多指揉拿上肢数遍;拇指按揉手三里、内关、神门;双拇指或鱼际同时揉小腿胃经路线数遍;拇指按揉足三里、三阴交、公孙穴。

对挤巅顶法:医者用双手掌前后、左右对挤头部数次;双手拇指按压头维穴,中指按压风池穴。

揉擦扫散法:医者用拇指揉压百会、拇指指腹快速前后擦百会穴,频率以 120 次/分为宜;双手多指擦两侧颞部,频率同上。

推抖敲击法:医者用多指从前额向后梳推头部数遍;双手大鱼际分推前额数次;按揉太阳穴;双手侧指敲击两颞部及中线;多指抓拿头部;指关节对击两颞部。

揉拿颈项法:医者多指指腹自中线向两侧分别揉压枕骨下缘数遍,拇指揉按安眠穴;单手多指揉拿颈部,双手多指揉拿肩部,拿肩井穴。

4.辨证加减

(1)肾阴虚:加按揉太溪、照海。

(2)肾阳虚:加小鱼际擦命门,按揉关元。

(3)肾阴阳两虚:加按揉命门、照海。

【预防与调护】

○搞好卫生宣传教育工作,让绝经前后女性了解有关生理现象和保健知识。

○定期进行妇科检查及防癌检查,发现问题及早防治。

○注意劳逸结合,生活规律,睡眠充足,避免过度劳累。

○适当进行体育锻炼,以增强体质。

○保持心情愉快,避免精神刺激。

○调整饮食,适当限制高脂、高糖类物质的摄入,注意补充钙、钾等矿物质。

复习思考题

1.何谓绝经前后诸证？

2.简述绝经前后诸证的主要病因病机。

3.试述肾阴虚型绝经前后诸证的主要证候、治疗原则。

4.写出绝经前后诸证的推拿基本手法。

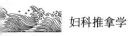
第二章　带下病

带下量明显增多或减少，色、质、气味异常，或伴有全身或局部症状者，称为带下病，古代又称为白沃、赤沃、下白物等。带下病包括带下过多和带下过少。

【小知识】

　　带下有广义和狭义之分，广义带下泛指经、带、胎、产等妇科疾病，因其多发生于带脉以下而名，故古人称妇产科医生为带下医。狭义的带下又有生理与病理之分，生理性带下是指女性发育成熟后，阴道内分泌的少量无色无臭的黏液，有润泽阴道的作用。在某些生理情况下也可出现带下量增多或减少，如每逢月经期前后、经间期、妊娠早期带下量稍有增多；绝经前后带下量减少而无明显不适者，均为生理现象，不作病论。

病因病机

主要涉及任、带二脉损伤，致带脉失约或失养。湿邪伤及任、带二脉，任脉不固，带脉失约，则带下过多；阴血亏少，任带失养，则带下过少。

诊断

主要依据带下的量、色、质、气味的异常，结合局部和全身症状以及舌脉等综合分析。

治疗原则

以调理任、带二脉为主。带下过多者，治疗以除湿为主；带下过少者，治疗以滋补阴血为主。

本章重点论述带下过多。

带下过多

带下量明显增多,色、质、气味异常,或伴有全身或局部症状者,称为带下过多。

西医学的阴道炎、宫颈炎、盆腔炎、生殖器肿瘤等疾病均可见带下量多,属于本病范畴。

【病因病机】

本病的主要病因是湿邪;基本病机为湿邪伤及任、带二脉,使任脉不固,带脉失约。湿邪有内、外之别。内湿多因脾、肝、肾三脏功能失调,脾虚失运,水湿内生,下注冲任;肾阳虚衰,气化失常,水湿内停;肝郁侮脾,湿热下注等均可产生内湿,尤以脾虚湿盛为重要。外湿多因外感湿邪,或摄生不洁等,以致感受湿热邪毒。临床常见证型有脾虚湿困、肾阳虚、阴虚夹湿、湿热下注和热毒蕴结。

1. 脾虚湿困

素体脾虚,或饮食不节,或劳倦过度,或忧思气结,损伤脾气,致其运化失职,水湿内生,湿性趋下,流注下焦,伤及任带,使任脉不固,带脉失约,而致带下过多。

2. 肾阳虚

素体肾虚,或年老体虚,或多产房劳,或早婚早育,或久病伤肾,以致肾阳亏虚,命门火衰,寒湿内生,使任脉不固,带脉失约,而为带下过多;或因肾气不固,封藏失职,精液滑脱而成带下过多。

3. 阴虚夹湿

素体阴虚,或年老阴亏,或久病伤阴,相火偏旺,阴虚失守,复感湿邪,伤及任带而致带下过多。

4. 湿热下注

经期产后,摄生不洁,湿热内犯;或淋雨涉水,久居湿地等,皆可感受湿邪,蕴久化热,或因脾虚生湿,湿蕴化热;或情志不随,肝气郁结,久而化热,肝郁乘脾,肝热脾湿,湿热互结,流注下焦,损伤任、带二脉而致带下过多。

5. 热毒蕴结

经期产后,摄生不慎,或房事不禁,或阴部手术损伤或消毒不严,感染热毒,热毒之邪乘虚直犯阴器、子宫,或湿热蕴久成毒,热毒伤及任、带二脉,而致带下过多。

【小知识】

西医学认为:带下异常仅仅是多种疾病的一个症状,多见于女性生殖系统炎症的过程中,如阴道炎、宫颈炎、盆腔炎、妇科肿瘤等疾病,常常引起阴部分泌物增多。它与中医学带下病的临床表现相似,临床上尤以滴虫性阴道炎、念珠菌性阴道炎、宫颈炎等所致者为多见。

【辨证分型】

本病的辨证要点主要是依据带下的异常(量、色、质、气味),结合全身症状、舌脉来辨别虚、实、寒、热。如带下量多、色淡、质稀者为虚寒;量多、质稠、有臭秽者为实热;带下量多、色黄或赤白带下,五色带、质稠如脓,有臭味或腐臭难闻者,多为热毒。

1.脾虚湿困

带下量多,色白或淡黄,质稀,或如涕如唾,绵绵不断,无气味;面白萎黄,四肢倦怠,纳少便溏,腹胀,或四肢浮肿;舌淡胖,苔白或腻,脉细缓。

2.肾阳虚

带下量多,绵绵不断,清稀如水;腰酸如折,形寒肢冷,小腹冷感,面色晦暗,小便清长,或夜尿增多,大便溏薄;舌淡,苔白润,脉沉弱。

3.阴虚夹湿

带下量多,色黄或赤白相兼,质稠,有气味,阴部灼热感,或阴部瘙痒;腰酸腿软,头晕耳鸣,五心烦热,咽干口燥,或烘热汗出,失眠多梦;舌质红,苔少或黄腻,脉细数。

4.湿热下注

带下量多,色黄或呈脓性,质黏稠,有臭气,或带下色白质黏,如豆渣样,外阴瘙痒,小腹作痛,脘闷纳呆,口苦口腻,小便短赤;舌质红,苔黄腻,脉滑数。

5.热毒蕴结

带下量多,黄绿如脓,或赤白相兼,或五色杂下,质黏稠,臭秽难闻;小腹疼痛,腰骶酸痛,口苦咽干,小便短赤,大便干结。舌红苔黄或黄腻,脉滑数。

【诊断要点】

1.临床表现

带下量明显增多,色、质、气味异常,或伴有阴部瘙痒、灼热疼痛,或兼有尿频、尿痛、小腹痛、腰骶痛等局部及全身症状。

2.妇科检查

可见各类阴道炎、宫颈炎及盆腔炎的体征。

3. 辅助检查

阴道分泌物涂片检查,或可查到滴虫、白色念珠菌及其他病原体;B超检查对盆腔炎及盆腔肿瘤有诊断意义。

【鉴别诊断】

1. 带下呈赤色

带下呈赤色时,应与经间期出血、漏下鉴别。

(1)经间期出血:是指月经周期基本正常,在两次月经之间出现周期性阴道少量出血,一般持续3~7天,可自行停止。赤带者,其出现无周期性,为似血非血的黏液,且月经周期正常。

(2)漏下:是指经血非时而下,量少,淋漓不断,月经周期紊乱。而赤带之月经周期正常。

2. 带下呈赤白色或黄色

带下呈赤白色或黄色时,应与子宫黏膜下肌瘤鉴别。当肌瘤突入阴道伴感染时,可见脓性白带或赤白带,或伴臭味,与黄带、赤带相似,通过妇科检查和B超可见悬吊于阴道内的黏膜下肌瘤,即可鉴别。

3. 带下呈白色

带下呈白色时,应与白浊、白淫鉴别。

(1)白浊:是指尿窍流出混浊如米泔样物,多随小便排出,可伴有小便淋漓涩痛;而带下过多出自阴道。

(2)白淫:为女子骤然从阴道流出大量白色黏液,与带下病之阴中绵绵而下白物、无有休止之症状不同。

此外,西医学认为女性生殖器官炎症,也可表现为带下增多或色质异常,但带下的性状又具一定特点,可结合症状和检查以资鉴别,见表3。

表3　妇科炎症的鉴别诊断

病　名	滴虫性阴道炎	念珠菌性阴道炎	宫颈糜烂	慢性盆腔炎
带下特点	灰黄或黄绿色泡沫状,质稀薄而臭	凝乳状或豆腐渣样,质稀而臭	白色或淡黄色或成脓性,或稠黏夹血	带下色白或黄或成脓性
其他症状	外阴瘙痒	外阴奇痒难忍	腰酸或无症状	下腹坠胀或牵引痛

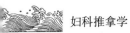

病　　名	滴虫性阴道炎	念珠菌性阴道炎	宫颈糜烂	慢性盆腔炎
妇科检查	阴道壁可见散在出血斑点	阴道壁附一层白膜,不易擦去	宫颈不同程度的糜烂面	子宫活动性差,两侧或一侧附件增厚或有包块
白带镜检	可见滴虫	可见念珠菌		

由于带下过多是一种症状,许多疾病均可出现,若出现大量浆液性黄水,或脓性,或米汤样恶臭带下时,应警惕宫颈癌、宫体癌、输卵管癌,可通过妇科检查,借助阴道细胞学,宫颈、子宫内膜病理检查,B 超、宫腔镜、腹腔镜等进行鉴别。

【推拿治疗】

1. 治疗原则

本病的治疗以除湿为主。脾虚湿盛者,治宜健脾益气,升阳除湿;肾阳虚者,治宜温肾培元,固涩止带;阴虚夹湿者,治宜滋阴降火,利湿止带;湿热下注者,治宜清热利湿止带;热毒蕴结者,治宜清热解毒。

2. 主要穴位

脾俞、肾俞、中脘、气海、带脉、足三里、阴陵泉等。

3. 基本手法

患者俯卧位,医者站于一侧。

揉拿背腰法:医者双手叠掌揉背腰部两侧数遍;双手多指自上而下捏拿脊柱两侧;单手小鱼际擦脾俞;拇指揉压肝俞、脾俞、胃俞、三焦俞、肾俞等穴。

揉拍八髎法:医者叠掌揉八髎部位,双拇指同时按压次髎穴,虚掌拍打八髎部位数次。

患者仰卧位,医者站于一侧。

推揉小腹法:医者双手掌交替推腹部;叠掌揉腹部数遍;单手掌摩小腹部数分钟;拇指揉压中脘、气海、关元;两手多指同时按揉、捏拿带脉穴数次。

揉拨下肢法:医者双手多指同时揉拿下肢胃经和脾经路线数遍;拇指按压足三里、阴陵泉、三阴交穴。

揉压足弓法:医者单手拇指揉、压足弓脾经路线数遍;拇指按揉公孙穴。

患者坐位,医者站于后侧。

揉拿肩井法:医者双手多指揉拿肩部数次,拿肩井数次。

4.辨证加减

(1)脾虚湿困:重点擦脾俞、胃俞穴,以热为度;捏脊数遍。

(2)肾阳虚:加小鱼际擦肾俞、命门;掌擦八髎,以热为度。

(3)阴虚夹湿:加拇指按揉太溪穴,擦涌泉穴。

(4)湿热下注:加拇指按揉行间、太冲穴,双手掌搓摩胁肋部数遍。

(5)热毒蕴结:加拇指按揉大肠俞、曲池、合谷穴。

【预防与调护】

○保持外阴清洁,注意经期、产后卫生,禁止盆浴。

○经期勿冒雨涉水和久居潮湿之地,以免感受寒湿之邪。

○合理饮食,不宜过食肥甘辛辣之品,以免损伤脾胃,滋生湿热。

○对具有交叉性感染的带下病,在治疗期间应禁止性生活,性伴侣应同时接受治疗。

○医务工作者应严格执行无菌操作,避免医源性交叉感染。

○治疗期间禁止游泳或使用公共洁具,以免再受感染或感染他人。

○定期进行妇科检查,做到早发现、早治疗。

○在没有排除生殖系统肿瘤的带下病患者,应禁止施用推拿手法治疗。

复习思考题

1.何谓带下病?

2.如何区分生理性带下和病理性带下?

3.什么是带下过多?

4.带下过多的病因病机是什么?

5.简述湿热下注型带下过多的临床表现和治疗原则。

6.写出推拿治疗带下病的基本手法。

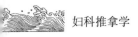

第三章　妊　娠　病

　　妊娠期间,发生与妊娠有关的疾病,称为妊娠病。妊娠病常可影响孕妇的身体健康、胚胎或胎儿的正常发育,甚至造成堕胎、小产等,应积极预防,及时调治。

　　妊娠病可分为三类:一是因孕而病;二是因病动胎;三是因孕加重痼疾。常见的妊娠病有妊娠恶阻、妊娠腹痛、妊娠咳嗽、妊娠肿胀、妊娠小便不通等。本章仅就推拿治疗效果较好的疾病加以论述。

　　病因病机

　　导致妊娠病的因素有外感六淫、情志内伤、劳累过度、房事不节、跌仆闪挫以及素体虚弱等。

　　妊娠病的发病机制有三:一是孕后阴血下聚冲任以养胎,孕妇机体处于阴血偏虚,阳气偏亢的生理状态;二是胎儿逐渐长大,胎体上升,影响气机的升降,形成气滞、气逆、痰郁的病理变化;三是素体脾胃虚弱,生化之源不足,胎失所养;或因先天肾气不足,胞失所系,以致胎元不固。

　　诊断

　　首先要明确是否妊娠。可根据停经史、早孕反应、乳头乳晕着色、脉滑尺脉尤甚等临床表现,结合辅助检查,如妊娠试验、基础体温测定、B超等判断妊娠。妊娠病的诊断,自始至终要注意胎儿的发育情况和母体的健康状况,特别注意胎元未殒与已殒的鉴别,注意排除畸胎等。

　　治疗原则

　　以治病与安胎并举为原则。具体法则有三:一是依据病情分清母病与胎病。因病而胎动不安者,重在治病,病去则胎自安;因胎动不安而致母病者,重在安胎,胎安则病自愈。二是安胎之法以补肾健脾、清热养血为主。补肾为固胎之本,使胎有所系,健脾乃益气血之源,则胎有所养,本固血充则胎自安。又孕后血聚养胎,阴血偏虚,阴虚生内热,热迫血不循经,或热扰胎元使胎动不安,清热养血使血能循经以养其胎。三是胎元不正,堕胎难留或胎死腹中,则安之无益,宜速下胎以保母体健康。

【小提示】

推拿治疗妊娠病的注意事项

①必须正确选用施术部位,小腹及腰骶部禁用推拿手法。

②严格掌握刺激量,一般手法宜轻,频率宜慢。

③妊娠期间凡具有活血祛瘀、耗气散气的手法或刺激量较大的手法,如拿法、叩法、拨法、掐法等应慎用或禁用。

④在治疗时应及时询问患者反应,若有不良反应,应立即终止治疗或换用其他推拿手法,以免发生意外。

对于早期妊娠者,以上几点更应严格遵循。

第一节　妊娠恶阻

妊娠期间出现严重恶心呕吐、头晕厌食,甚至食入即吐者,称为妊娠恶阻。又称妊娠呕吐、子病、病儿、阻病、食病等,多发于妊娠早期。妊娠恶阻是妊娠早期常见的病证之一。若妊娠早期仅出现恶心、择食、头晕,或晨起偶有呕吐痰涎者,为早孕反应,一般3个月后可自行缓解,无需治疗。本病西医学称为妊娠剧吐。

【病因病机】

本病的主要机制是冲气上逆,胃失和降。发病的诱因是孕后血聚胞宫以养胎,冲脉气盛,冲气上逆犯胃,胃失和降而致本病。常见的证型有脾胃虚弱、肝胃不和。

1.脾胃虚弱

素体脾胃虚弱,或饮食不节,或忧思过度等损伤脾胃,孕后血聚冲任以养胎,冲脉之气偏盛,又冲脉隶于阳明,若脾胃素虚,冲气乘虚挟胃气上逆,胃失和降,致病恶阻。

2.肝胃不和

平素性躁易怒,肝火偏旺,孕后血聚养胎,肝血不足,肝火偏旺,且冲脉气盛,冲气并肝火上逆犯胃,胃失和降而致恶阻。

以上两证均可因呕吐严重,日久不愈,而致气阴两伤。

【辨证分型】

本病的辨证主要依据呕吐物的性状（色、质、气味），结合全身证候、舌脉进行综合分析，如口淡、呕吐清涎、无酸腐气味者，多为虚证、寒证；口苦、呕吐酸水或苦水，或黄稠痰涎、气味酸臭者，多为实证、热证。

1. 脾胃虚弱

妊娠早期，反复恶心呕吐，呕吐清水痰涎，口淡，纳少，腹胀，神疲乏力，舌淡苔白，脉缓滑无力。

2. 肝胃不和

妊娠早期，呕吐酸水或苦水，甚至咖啡样物，胸胁满闷，嗳气叹息，头晕目眩，烦渴口苦，舌红，苔黄燥，脉弦滑数。

以上两型若呕吐不止，出现气阴两亏的重症，治宜益气养阴，和胃止呕，并配合西医输液治疗。

【诊断要点】

1. 临床表现

多见于妊娠早期，呕吐逐渐加重，起初呕吐于食后多见，渐至呕吐频繁发作，食入即吐，不食也吐。重者呕吐物含胆汁、咖啡样物，精神萎靡，体重减轻，皮肤黏膜干燥，体温升高，脉搏加快，甚至出现黄疸、血压降低、嗜睡或昏迷等症状。

2. 孕期检查

妊娠子宫。

3. 辅助检查

妊娠试验阳性；重度者，尿酮体阳性，还需选择血常规、电解质及肝肾功能检查等。

【鉴别诊断】

1. 胃炎

慢性胃炎除恶心呕吐外，伴有胃脘部经常隐痛，上腹部饱胀，食后更甚等症状，病史较长，发病与妊娠无关，胃镜检查可鉴别，急性胃炎多有饮食不节史。

2. 妊娠合并病毒性肝炎

有与肝炎患者密切接触史，或有接受输血、注射血制品的病史，于恶心呕吐、食欲减退的同时，伴有厌油腻、腹胀、腹泻及肝区疼痛等症状，肝功能检查等可资鉴别。

3. 葡萄胎

停经后剧烈恶心呕吐，可伴有不规则的阴道出血或有腹痛，子宫增大超出停经月份，HCG（绒毛膜促性腺激素）异常升高，B超显示宫腔内呈"落雪状"影像，无妊娠囊或胎儿影像及胎心搏动。

【推拿治疗】

1. 治疗原则

以调气和中、降逆止呕为主。脾胃虚弱者,治宜健脾和胃,降逆止呕;肝胃不和者,治宜清肝和胃,降逆止呕。对于中、重度患者,可采用中西医结合治疗,给予输液,纠正酸中毒及电解质紊乱。如病情仍不见好转,应考虑治疗性终止妊娠。

2. 主要穴位

脾俞、胃俞、膻中、中脘、足三里、公孙、内关等。

3. 基本手法

患者俯卧位,医者立于一侧。

揉拿背肌法:医者叠掌揉膀胱经膈俞至胃俞一段数遍;双手握拿背肌数遍。

患者仰卧位,医者立于一侧。

推摩胸部法:医者单手掌从天突推至剑突;用小鱼际擦摩以上路线数遍;中指按压天突穴。

按压缺盆法:医者四指并列轻揉锁骨下窝数遍;双拇指自内向外按压锁骨下缘数遍;双拇指轻按压屋翳穴;双拇指交替按压缺盆穴。

推按足弓法:患者屈膝外展,足弓暴露。单手掌推、拇指交替压、侧指敲击、空拳叩击足弓脾经路线;多指滑按胫骨内外脾胃经路线数遍。

拍击前臂法:医者四指拍击前臂屈肌面数遍;双拇指同取间使、大陵穴。

患者侧卧位,医者立于一侧。

推抹胸胁法:医者双手掌自上而下由后向前交替推抚胸胁部数遍;双拇指重叠轻揉肝俞、胃俞穴。

4. 辨证加减

(1)脾胃虚弱:加掌摩胃脘部。

(2)肝胃不和:加双手搓摩胁肋数遍;拇指按揉太冲穴。

【预防与调护】

○饮食宜清淡而富于营养,少食多餐;服汤药宜浓煎,少量频服;禁肥甘厚味及辛辣之品;鼓励进食。

○解除思想顾虑,保持心情愉快,避免精神刺激。

○妊娠剧吐、尿酮体阳性者,宜卧床休息,并结合西医学进行综合治疗,待病情稳定后,再行推拿治疗。

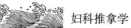

复习思考题

1. 何谓妊娠恶阻？其主要病因病机是什么？

2. 简述脾胃虚弱型妊娠恶阻的临床表现及治疗原则。

3. 写出推拿治疗妊娠恶阻的基本手法。

第二节　妊娠腹痛

妊娠期间,出现小腹疼痛、反复发作者,称为妊娠腹痛,又称胞阻。本病属于西医学先兆流产的症状之一。

【病因病机】

妊娠腹痛的主要发病机制是胞脉阻滞,气血运行不畅,不通则痛;或胞脉失养,不荣而痛。

妊娠腹痛病位在胞脉、胞络,病情严重者,可影响到胎元,发展为胎漏、胎动不安。临床上常见证型有血虚、虚寒、气滞。

1. 血虚

素体血虚,或因劳倦思虑,或饮食失节,内伤脾土,脾虚化源不足,复因孕后血聚胞宫以养胎元,阴血更虚,胞脉失养而腹痛。

2. 虚寒

素体阳虚,阴寒内生,以致气血运行不畅,胞脉受阻,不通则痛,或胞脉失于温煦濡养,不荣而痛。

3. 气滞

素体忧郁,或孕后情志所伤,肝郁气滞,血行不畅,胞脉受阻,不通而痛。

【辨证分型】

本病应根据腹痛的性质、结合兼证及舌脉辨其寒热虚实。

1. 血虚

妊娠期间小腹绵绵作痛,按之痛减;面色萎黄,头晕目眩,或心悸怔忡,失眠多梦;舌淡,苔薄白,脉细滑。

2. 虚寒

孕后小腹冷痛,喜温喜按,得热痛减;面色㿠白,形寒肢冷,纳少便溏,倦怠乏力;舌淡,苔薄白,脉沉弱或迟缓。

3.气滞

妊娠期间小腹胀痛;胸胁胀满,心烦易怒,嗳气叹息;舌红,苔薄黄,脉弦滑。

【诊断要点】

1.临床表现

妊娠期间出现小腹部疼痛为主症,一般痛势较缓,疼痛反复发作。

2.孕期检查

妊娠子宫大小与停经月份相符,腹部柔软不拒按。

3.辅助检查

妊娠试验阳性,必要时做血常规、B超等检查,以排除其他疾病引起的腹痛。

【鉴别诊断】

1.异位妊娠

异位妊娠未破裂前,也会出现一侧下腹隐痛,或伴阴道不规则出血,妊娠试验阳性,B超检查以鉴别。异位妊娠已破损时,则一侧下腹突然撕裂样剧痛,可波及至全腹,常伴恶心呕吐,甚至休克,行盆腔B超、阴道后穹隆穿刺等可鉴别。

2.胎动不安

胎动不安腹痛时常伴有腰酸、小腹坠胀,多有阴道少量出血等症状。

3.妊娠合并卵巢囊肿蒂扭转

多发生在妊娠中期,突发下腹部剧烈疼痛,以一侧为甚,腹痛程度较妊娠腹痛严重,可伴有恶心呕吐,甚至晕厥;妇科检查及B超检查可资鉴别。

【推拿治疗】

1.治疗原则

以养血理气、止痛安胎为主。血虚者,治宜补血养血,止痛安胎;虚寒者,治宜暖宫止痛,养血安胎;气滞者,治宜疏肝解郁,理气止痛。

2.主要穴位

脾俞、肾俞、膻中、中脘、足三里等。

3.基本手法

患者俯卧位或坐位,医者站于一侧。

揉推背腰法:医者双拇指按揉肝俞、脾俞穴;并轻推按肩胛内侧数遍;双手掌轻揉肾区数分钟;小鱼际擦肾俞、命门,以热为度。

患者仰卧位,医者站于一侧。

推摩胸胁法:医者单手掌摩膻中穴数分钟,单手掌沿任脉路线从天突推至剑突数遍,而后两手掌分推胸胁部数遍。

拿按下肢法：医者用单手多指分别轻拿双下肢胫骨内缘数遍，中指轻按揉蠡沟穴；双拇指轻揉下肢胃经路线数遍，揉按足三里、公孙等穴。

推按股内法：患者屈膝外展。医者用单手掌上行轻推曲泉至阴廉一段数遍，拇指轻按揉曲泉穴（两侧均操作）。

4.辨证加减

（1）血虚：加双手拇指轻揉背部膀胱经内侧线数遍，小鱼际擦胃俞，拇指轻揉按三阴交等穴。

（2）虚寒：加单手掌擦大腿内侧阴经路线，以透热为度。

（3）气滞：重点单手掌推、摩膻中部位，双手分推胸胁部，拇指轻按揉太冲穴。

【预防与调护】

○病后注意休息，避免过劳、持重、登高及剧烈运动。

○孕后保持心情舒畅，避免精神刺激。

○保证充足的睡眠，孕早期要禁止房事。

○慎避风寒，勿过食生冷，饮食宜清淡、易消化，保持大便通畅。

○注意观察病情发展，若腹痛加重，腰酸腹坠，并见阴道出血，需慎防流产。

○若病情严重，有胎动不安或堕胎、小产倾向者，禁用推拿，应立即送妇产科进行治疗，以免贻误病情。

复习思考题

1.何谓妊娠腹痛？其主要病因病机是什么？

2.简述妊娠气滞血瘀型腹痛的临床表现、推拿治疗原则及推拿基本手法？

3.妊娠腹痛应与哪些疾病相鉴别？

第三节　妊娠咳嗽

妊娠期间，咳嗽或久嗽不已者，称妊娠咳嗽，亦称子嗽。本病与西医学的妊娠合并上呼吸道感染，急、慢性支气管炎等引起的咳嗽相似。

【病因病机】

本病的主要发病机制是肺失清肃,气逆于上。咳不离于肺,也不止于肺,肺不伤不咳,脾不伤不久咳。因此,本病的病位在肺,关系到脾,总与肺、脾有关。肺为娇脏,不耐寒热,若素体阴亏,孕后血聚养胎,阴血愈亏,灼伤肺津,肺失肃降,气逆而咳;若脾胃素虚,脾虚湿聚,土不生金,痰饮摄肺,而致咳嗽痰多,久咳不愈。但亦可见于外邪犯肺,肺失宣降而致。临床常见证型有阴虚肺燥、痰饮犯肺、外感风寒。

1. 阴虚肺燥

素体阴虚,肺阴不足,孕后血聚养胎,阴血愈亏,阴虚火旺,灼伤肺津,肺失肃降而致咳嗽。

2. 痰饮犯肺

素体脾胃虚弱,孕后愈虚,或暴饮暴食,或生冷伤脾,脾失健运,水湿内停,湿聚生痰,上凌于肺,肺失肃降,而发子嗽。

3. 外感风寒

孕后起居不慎,外感风寒之邪,风寒侵肺,致肺失宣降,发为子嗽。

【辨证分型】

本病应根据起病的诱因、病程的长短、咳嗽的特征、咳痰的多少,结合兼证、舌脉分析辨证。干咳无痰,口燥咽干者,为阴虚肺燥;咳嗽痰多、胸闷气短者,多为痰饮犯肺;咳嗽痰稀,鼻塞流涕,头痛恶寒为外感风寒。

1. 阴虚肺燥

妊娠期间,干咳无痰,甚或痰中带血,日久不止,口干咽燥,五心烦热,舌红,少苔,脉细滑数。

2. 痰饮犯肺

妊娠期间,咳嗽痰多,色白黏稠,胸闷气促,甚至喘不得卧,神疲纳呆、舌淡胖,苔白腻、脉濡滑。

3. 外感风寒

妊娠期间,感受风寒,咳嗽痰稀,鼻塞流涕,头痛恶寒,骨节酸楚,舌淡苔薄白,脉浮滑。

【诊断要点】

1. 临床表现

孕期咳嗽不已,干咳无痰或多痰,或伴鼻塞流涕,发热恶寒等主要症状为特征。

2. 孕期检查

无异常发现。

3. 辅助检查

可有鼻黏膜潮红、肿胀或咽部充血。胸透与胸部摄片可助诊断,但妊娠早期宜慎用。

【鉴别诊断】

本病应与妊娠合并肺结核相鉴别。妊娠合并肺结核可见咳嗽、咳血、潮热、盗汗、身体逐渐消瘦等症状,必要时需进一步做胸部摄片等有关检查,以资鉴别。

【推拿治疗】

1. 治疗原则

以清热润肺、化痰止咳为主,重在治肺,兼顾及脾,同时注意治病与安胎并举。阴虚肺燥者,治宜养阴润肺,止嗽安胎;痰饮犯肺者,治宜健脾化痰,止嗽安胎;外感风寒者,治宜祛风散寒,宣肺止咳。

2. 主要穴位

肺俞、脾俞、云门、尺泽、鱼际、膻中、太溪等。

3. 基本手法

患者仰卧位,医者站于一侧。

推摩胸胁法:医者双手掌自上而下分推胸胁部数遍;掌摩膻中穴数分钟;小鱼际擦天突至剑突一段数遍;双手掌抚摩胁肋部数分钟;双拇指同时轻揉按两侧云门穴。

揉压前臂法:医者单手拇指或掌根分别揉按前臂肺经路线;拇指按揉尺泽、鱼际穴。

按揉脾经法:医者拇指按揉下肢内侧脾经路线数遍,拇指按揉足三里、丰隆穴。

患者俯卧位或坐位,医者站于一侧或后侧。

推揉肩胛法:医者用单手掌轻推、揉两侧膀胱经内侧线肩胛间区段;拇指轻按揉肺俞、脾俞穴。

4. 辨证加减

(1)阴虚肺燥:加拇指按揉列缺、太溪穴。

(2)痰饮犯肺:加拇指按揉脾俞、胃俞、公孙穴。

(3)外感风寒:加掌擦肺俞、膻中穴,以热为度。

【预防与调护】

〇注意孕期保健,慎起居,避风寒,以免寒邪犯肺。

〇饮食宜清淡、新鲜而富有营养,勿暴饮暴食;素体阴虚者,禁食辛辣燥热之品;痰饮犯肺者,禁肥腻生冷之品;外感风寒者,应避风寒。

〇发病后要及时治疗,以防病情迁延。

1. 何谓妊娠咳嗽？

2. 妊娠咳嗽的主要病因病机是什么？

3. 简述阴虚肺燥型妊娠咳嗽的临床表现、推拿治疗原则及推拿基本手法。

第四节　妊娠肿胀

妊娠中晚期，肢体、面目发生肿胀者，称为妊娠肿胀，又称子肿。若在妊娠 7~8 个月后，只是脚部浮肿，休息后可缓解或消退，无其他不适者，为妊娠时期的常见现象，可不必治疗，产后自消。妊娠肿胀一病，临证不可轻视，若肿胀严重，可发展为子晕、子痫，预后较差，故应早期诊断，及时治疗。本病类似于西医学的妊娠高血压疾病中的妊娠水肿。

【病因病机】

本病的主要发病机制是脾肾阳虚，水湿内停；或胎气壅滞，气滞湿阻，水湿泛溢肌肤而为肿胀。妊娠肿胀病因虽多，总不外乎水湿为患，究其病因有脾虚、肾虚及气滞。

1. 脾虚

脾气素虚，孕后益虚，或孕后过食生冷，内伤脾阳，或忧思劳倦伤脾，致脾虚运化失职，水湿内停，泛溢肌肤四肢，而为肿胀。

2. 肾虚

素体肾虚，命门火衰，孕后肾系胎元而益虚，肾阳虚，上不能温煦脾土，水湿不运；下不能温煦膀胱，气化失职，不能化气行水，以致水湿泛溢肌肤，而为肿胀。

3. 气滞

素多忧郁，或愤怒伤肝，肝郁气滞，气机不畅，不能疏泄脾土，脾之运化失职，加之孕后胎体逐渐增大，有碍气机的升降，两因相感，气滞湿阻，泛溢于肌肤，遂发肿胀。

【辨证分型】

本病根据肿胀的特点，重在辨清水肿与气肿，并根据伴随的全身症状来辨别。水肿者，皮薄光亮，压痕明显，多为脾虚、肾虚引起；气肿者，皮色不变，压痕不显，为气滞所致。

1. 脾虚

妊娠中后期，面浮肢肿，甚或遍及全身，皮薄光亮，按之凹陷，神疲乏力，气短懒言，口中淡腻，纳差便溏，舌质胖嫩边有齿痕，苔薄白或腻，脉缓滑无力。

2. 肾虚

妊娠数月,面浮肢肿,下肢有甚,按之没指,面色晦暗,心悸气短,腰膝酸软,畏寒肢冷,小便不利,舌淡苔白滑,脉沉迟。

3. 气滞

妊娠数月,肢体肿胀,先由脚肿,渐及于腿,皮色不变,压痕不显,头晕胀痛,胸胁胀满,纳少腹胀,苔薄腻,脉弦滑。

【诊断要点】

1. 临床表现

妊娠20周后,出现肢体、面目浮肿,水肿多由踝部开始渐延至小腿、大腿、外阴、腹部甚至全身。

2. 孕期检查

双下肢对称性水肿,临床以"＋"表示水肿的程度。

＋:踝部及小腿有明显凹陷性水肿,休息后不消退。

＋＋:水肿延及大腿。

＋＋＋:水肿延及外阴和腹部。

＋＋＋＋:全身水肿或伴有腹水。

有的患者体表水肿不明显,而体重递增,凡每周体重递增超过0.5千克者,要警惕隐性水肿。

3. 辅助检查

尿检可正常,或蛋白偏高;血压可正常;眼底检查正常,B超检查有无畸胎、双胎、多胎及羊水情况。

【鉴别诊断】

1. 妊娠合并慢性肾炎

孕前有急、慢性肾炎病史,本身就有浮肿,孕后加重。浮肿首先发生在眼睑,尿检有蛋白尿或有管型尿,病变继续进展则多数除浮肿以外,可出现贫血、高血压和肾功能不全的症状和体征。

2. 营养不良性水肿

由低蛋白血症引起的水肿,常伴有贫血、消瘦、乏力、头昏、心悸、多尿等症状,血浆蛋白总量测定有助于鉴别诊断。

此外,多胎妊娠、羊水过多、葡萄胎等亦可引起妊娠肿胀,B超检查可鉴别。

【推拿治疗】

1. 治疗原则

本病治疗应本着治病与安胎并举的原则,以利水化湿为主,佐以安胎。脾虚者,治宜健脾理气,行水消肿;肾虚者,治宜温阳化气,行水消肿;气滞者,治宜理气行滞,化湿消肿。

2. 主要穴位

手三里、足三里、复溜、阴陵泉等。

3. 基本手法

患者仰卧位,医者站于一侧。

推揉下肢法:医者双手掌自下肢远端向上轻推至近端数遍(踝关节上方至腹股沟);双手掌根自下肢远端对揉至近端数遍(用同样方法施于对侧);拇指轻按揉足三里、阴陵泉、复溜等穴。

推按足弓法:患者屈膝外展,足弓暴露。医者单手掌轻推、双手拇指轻揉、轻压足弓脾经路线数遍,拇指轻按揉公孙穴。

推揉上肢法:医者用单手掌自上肢远端轻推、揉至近端数遍,而后上下来回搓双上肢,以热为度;拇指轻揉压手三里、阳池穴。

4. 辨证加减

(1)脾虚:按常规手法操作。

(2)肾虚:加掌擦肾俞、命门穴,以热为度。

(3)气滞:加双手搓摩胁肋部数遍。

【预防与调护】

○重视孕期保健,做好产前检查,注意体重、水肿、蛋白尿、血压的变化情况。

○水肿严重者,卧床休息,取左侧卧位,低盐饮食,控制饮水量,禁食生冷油腻之品,或住院治疗。

○增加营养,摄入足够的蛋白质、维生素等。

○浮肿严重者,推拿只作为一种辅助的治疗方法,必要时配合其他疗法进行调治,并注意适当休息和保暖,抬高两下肢等。

复习思考题

1. 何谓妊娠肿胀?

2. 简述妊娠肿胀的推拿治疗原则和推拿基本手法。

3. 如何区分水肿的程度?

第三章 妊娠病

103

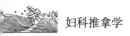

第四章 产 后 病

产妇在新产后及产褥期内发生的与分娩或产褥有关的疾病,称产后病。

产妇由于分娩时的产伤出血,产时用力出汗,而致阴血骤虚,元气耗损,百脉空虚,新产后因子宫渐渐缩复,出现子宫缩痛;产后尚有恶露排出,泌乳育儿等生理现象。

临床常见的产后病有:产后腹痛、产后身痛、产后大便难、产后小便不通、产后缺乳、乳痈、产后血晕、产后痉等。本章仅就按摩治疗效果较好的疾病加以论述。

病因病机

可归纳为三个方面:一是亡血伤津;二是瘀血内阻;三是外感六淫或饮食房劳所伤。

产时由于耗损气血,元气受损,故产后病多虚证,又由于产时亡血伤津,气随血耗,百脉空虚,易感受外邪,导致恶血当下不下,败血残留,瘀血内阻,故产后病又多瘀证,因此形成了产后多虚、多瘀的病机特点。

诊断

在应用"四诊"采集病史、体征资料进行八纲、脏腑、气血辨证之时,还需根据新产后的生理、病因病机特点进行"三审":一审小腹痛与不痛,辨有无恶露停滞;二审大便通与不通,以验津液的盛衰;三审乳汁的行与不行和饮食多少,以察胃气的强弱。同时还应根据病症,了解产妇体质,产前、产时、产后情况,参以脉证,必要时配合妇科检查及相应的实验室检查,辅助检查进行全面综合的分析,才能做出正确的诊断。

治疗原则

着重调整与恢复全身的机能,应根据亡血伤津、元气受损、瘀血内阻、多虚多瘀的特点,本着"勿拘于产后,亦勿忘于产后"的原则,临证时需细心体察,结合病情进行辨证论治。针对病情运用虚者宜补、实者宜攻、寒者宜温、热者宜清的原则。具体运用时,必须照顾气血。行气无过耗散,消导必兼扶脾,寒证不宜过用温燥,热证不宜过用寒凉,应因人因证,灵活掌握。必要时中西医结合救治,以免贻误病情。

预防与调护

适寒温,节饮食,调情志,禁房事。注意保持外阴及乳房的卫生和恶露情况。有产伤应及时修复,因急产或滞产疑有产道感染者,应做预防性治疗。

第一节　产后腹痛

产妇在产褥期内,发生与分娩或产褥有关的小腹疼痛,称为产后腹痛。其中因瘀血引起者,称儿枕痛,以新产后多见。产妇分娩后,出现小腹轻微阵阵作痛,持续 2~3 天自然消失,乃产后子宫复缩所致,属生理现象,一般无须处理。若腹痛程度较重,阵阵加剧,或虽然腹痛较轻,但绵绵不止,持续不解,则属病态,应予治疗。本病相当于西医学的产后宫缩痛。

【病因病机】

产后腹痛的主要病机是气血运行不畅,迟滞而痛。

1. 血虚

素体虚弱,气血亏虚,复因产后失血过多,致冲任血虚,胞脉失养;或血少气弱,运血无力,血行迟滞,而致腹痛。

2. 血瘀

产后元气亏损,血室正开,若起居不慎,风寒乘虚而入,血为寒凝;或因情志不畅,肝郁气滞而血瘀;或胎盘、胎膜滞留子宫。瘀血阻滞冲任胞脉,不通则痛。

【辨证分型】

主要根据腹痛的特点,恶露的量、色、质、气味的变化和全身证候、舌脉等进行分析,辨其虚实。

1. 血虚

产后小腹隐隐作痛,数日不止,喜揉喜按。恶露量少,色淡红、质稀,头晕眼花,心悸怔忡,大便干结。舌淡、苔薄,脉细弱。

2. 血瘀

产后小腹疼痛拒按,得热稍减。恶露量少,色暗有块,或面色青白,四肢欠温,或胸胁胀痛。舌暗、苔白滑,脉沉紧或沉弦。

【诊断要点】

1.临床表现

产褥期内,出现小腹部阵发性疼痛,或小腹隐隐作痛,持续多日不缓解。常伴有恶露量少,色紫暗有块,排出不通畅;或恶露量少,色淡红,质稀。

2.妇科检查

腹痛发作时,可扪及子宫变硬、压痛。

3.辅助检查

血象检查多无异常或有轻度贫血,B超检查了解宫内有无胎盘、胎衣残留。

【鉴别诊断】

1.产后伤食腹痛

多有伤食史,疼痛部位在脘腹,伴有胃脘满闷,嗳腐吞酸,呕吐腹泻,大便臭秽等伤食的症状,而恶露无改变。

2.产褥感染邪毒腹痛

腹痛剧烈且持续不减,可见恶寒发热或高热寒战,恶露色紫暗如败酱,气臭秽。实验室检查血象及分泌物培养,盆腔B超检查等可鉴别。

3.产后痢疾腹痛

产后腹痛泄泻,里急后重,大便呈赤白脓血样。大便常规检验可见多量红细胞、白细胞。

【推拿治疗】

1.治疗原则

本病治疗以补虚化瘀、调畅气血为主。属血虚者,治宜补血益气,缓急止痛;属血瘀者,治宜活血化瘀,温经止痛。

2.主要穴位

肝俞、脾俞、肾俞、次髎、中脘、天枢、中极等。

3.基本手法

患者俯卧位,医者站于一侧。

揉捏背腰法:医者双手掌推、揉胸背、腰骶部数遍;双手拇指、食指、中指三指从长强穴捏至大椎穴,捏脊过程中,在大肠俞、肾俞、脾俞、肝俞、膈俞等穴处重提数次。

掌擦腰骶法:医者单手掌擦腰阳关、八髎部位,以热透腹部为度;双手拇指揉按肾俞、三焦俞、次髎等穴。

揉拿下肢法:医者单手掌推、揉,多指拿两侧下肢数遍;拇指揉按委中、阴陵泉等穴。

患者仰卧位,医者站于一侧。

揉摩腹部法:医者掌推腹部;叠掌轻揉腹部;拇指按揉中脘、建里、天枢、中极、足三里、三阴交等穴。

4.辨证加减

(1)血虚:加双手握拿背肌。

(2)血瘀:加双手掌搓摩胁肋数遍;拇指按揉血海穴。

【预防与调护】

○正确处理每个产程,防止失血过多。

○做好产褥期卫生保健,起居宜慎,谨避风寒,勿食生冷,保持会阴部清洁卫生,预防感染。调畅情志,避免精神刺激。

○患者经治疗后,若腹痛不止,恶露量少,子宫恢复欠佳,应考虑有胎盘、胎膜残留,要及时检查及处理。

复习思考题

1. 何谓产后腹痛?

2. 产后腹痛的主要病因病机是什么?

3. 产后腹痛的诊断要点是什么?

4. 何谓产后病和产后三审?

第二节　产后身痛

产妇在产褥期内,出现肢体或关节酸痛、麻木、重着者,称为产后身痛,又称产后遍身疼痛、产后关节痛、产后痛风等,俗称产后风。现代医学认为,产褥期中因风湿、类风湿引起的产后关节痛、产后坐骨神经痛、多发性肌炎、产后血栓性静脉炎等均可出现类似症状,均可参照本病辨证施治。

【病因病机】

本病的病机主要是产后气血虚弱、经脉失养,不荣而痛;或风寒湿邪乘虚而入,稽留关节、经络,不通则痛。

产后身痛的发生与产褥期的生理密切相关,产后气血虚弱,四肢百骸及经脉失养;或产后体虚,风、寒、湿邪乘虚而入侵机体,使气血凝滞,经络阻滞或经脉失养;或产时耗伤肾气皆可致产后身痛。

1. 血虚

产妇产时失血过多,阴血亏虚,四肢百骸空虚,经脉关节失于濡养,致肢体酸痛、麻木。

2. 血瘀

产后瘀血未尽,留滞经脉,或因难产手术,伤及气血,致血行不畅,瘀阻经脉,不通而痛。

3. 风寒

产后百脉空虚,营卫失调,腠理不密,若起居不慎,风、寒、湿邪乘虚而入,稽留关节、肢体,使气血运行不畅,瘀阻经络而痛。

4. 肾虚

素体肾虚,复因产时失血,伤及肾气,耗伤精血,肾之精血亏虚,经脉失于濡养,故腰背酸痛,腿软乏力,足跟疼痛等。

【辨证分型】

本病的辨证,重在辨其疼痛的性质。肢体酸楚、麻木者,多属虚证;痛有定处,按之加重者,多为瘀证;疼痛游走不定,多属风;冷痛得热则痛减者,多属寒;酸楚、困重者多属湿。此外还应结合兼症及舌脉进行全面辨证。

1. 血虚

产后遍身关节疼痛,肢体酸楚、麻木,面色萎黄,头晕心悸,舌淡苔薄,脉细无力。

2. 血瘀

产后遍身疼痛,或肢体麻木、发硬、重着、肿胀、关节屈伸不利。恶露量少,色暗,小腹疼痛拒按。舌紫暗或边有瘀斑瘀点、苔薄白,脉弦涩。

3. 风感

产后周身关节疼痛,屈伸不利,或痛无定处,或疼痛剧烈,宛如针刺,得热则舒,或肢体肿胀、麻木重着。初起可有恶寒发热等表证。舌淡、苔薄白,脉浮紧或细缓。

4. 肾虚

产后腰膝或腰背酸痛,腿脚乏力,或足跟疼痛。头晕耳鸣,夜尿多,舌淡红、苔薄白,脉沉细。

【诊断要点】

1. 临床表现

女性在产褥期间,出现肢体关节酸楚、疼痛、麻木、重着,关节活动不利,甚至关节肿胀等可作为诊断依据。

2. 妇科检查

无异常发现。

3. 辅助检查

关节活动不利,或关节肿胀,病久不愈者可见肌肉萎缩,关节变形。

抗链球菌溶血素"O"(抗"O")、血沉均正常。如有必要,可进一步做类风湿因子、X线摄片等检查。

【鉴别诊断】

1. 痹证

本病外感风寒型与痹证的发病机制相近,临床表现也相类似,二者病位都在肢体关节。但本病只发生在产褥期,与产褥期生理有关,痹证则任何时候均可发生。红细胞沉降率、抗链球菌溶血素"O"(抗"O")、类风湿因子等检查可鉴别。若本病日久不愈,超过产褥期者,则按痹症论治。

2. 痿证

二者症状均在肢体关节。产后身痛以肢体、关节疼痛、屈伸不利为特点,有时亦兼麻木不仁或肿胀,但无瘫痪的表现;痿证则以肢体痿弱不用、肌肉瘦削为特点,肢体关节一般不痛。

【推拿治疗】

1. 治疗原则

调理气血,舒筋止痛。血虚者,治宜养血益气,温经通络;血瘀者,治宜养血活血,化瘀祛湿;风寒者,治宜养血祛风,散寒祛湿;肾虚者,治宜补肾养血,强腰壮骨。

2. 主要穴位

肝俞、脾俞、肾俞、环跳、委中、膻中、足三里、肩井等。

3. 基本手法

患者俯卧位,医者站于一侧。

揉擦背腰法:医者双掌推背腰部膀胱经路线数遍;叠掌揉背腰部脊柱两侧数分钟;按揉肺俞、肝俞、脾俞、肾俞、大肠俞;单手掌擦督脉路线胸腰段,或在疼痛部位施擦法数分钟(或以温热感为度)。

推揉下肢法:医者双手掌自上而下推下肢数遍;揉下肢后侧数遍;按揉环跳、委中、承山、昆仑穴。

患者仰卧位,医者站于床的一侧。

摩揉胸腹法:医者单手掌自天突推至剑突数遍;叠掌或轮状揉腹部数遍;按揉膻中、中脘、关元、阳陵泉、足三里、解溪等穴。

运动下肢法:医者双手分别握拿患者疼痛肢体适宜部位,做屈伸、旋转、牵抖下肢数次。

患者坐位,医者站于侧方或后方。

揉搓肩臂法:医者掌揉肩臂部数分钟;双掌对搓上肢部,以热为度;按揉肩井、大椎、风门、肺俞、天宗、手三里、曲池、合谷等穴。

运动上肢法:医者一手托前臂,另一手擦前臂数分钟,空拳叩击肩臂部数分钟;双手分别握拿肩臂适宜部位,做屈伸、旋转疼痛关节数次;双手握拿上肢远端牵抖数次。

4.辨证加减

(1)血虚:加捏脊疗法;按揉胃俞。

(2)血瘀:加按揉血海、三阴交穴。

(3)外感:加拿风池数次;直擦背部膀胱经大杼至膈俞段,以透热为度。

(4)肾虚:加小鱼际擦肾俞、命门;掌擦八髎穴,以透热为度。

【预防与调护】

○对产后5周内的患者,手法宜轻柔,速度宜缓慢,治疗时间宜短(约20分钟);对产后5周以上的患者手法可略重,治疗时间在30分钟左右为宜。

○对较重患者,宜配合其他疗法。

○慎起居,避风寒,注意保暖,避免居住在寒冷潮湿的环境。

○加强营养,增强体质,适当活动,保持心情舒畅。

复习思考题

1. 何谓产后身痛?

2. 产后身痛的主要病因病机是什么?

第三节 产后大便难

产妇于产后饮食如常,大便数日不解,或排便艰涩疼痛,难以解出者,称为产后大便难,又称产后大便不通、产后大便秘涩,属新产"三病"(病痉、病郁冒、大便难)之一。西医学称其为产后便秘。

【病因病机】

本病的发生是由于产时失血,营血骤虚,津液亏耗,不能濡润肠道,以致肠燥便难;或中气不足,气虚失运,大肠传导无力而致便秘;或阴虚火盛,内灼津液,津少液亏,肠道失于滋润,传导不利,则大便燥结;或阳明腑实,本虚标实,以致大便不通。

1.血虚津亏

素体血虚,产时、产后失血过多,或产后多汗,亡血伤津,营虚津亏,肠道失于濡润,以致肠燥便秘。

2.气虚失运

素体虚弱,中气不足,或因产耗气,气虚更甚,大肠无力传送,大便运行滞涩,以至数日不解大便。

3.阴虚火旺

素体阴虚,因产血水聚下,阴液愈亏,阴虚则生内热,热灼阴津,津亏液少,肠道失润,则大便艰涩难解。

【小知识】

西医学则认为本病的发生有三个方面原因:一是产时失血伤津,导致肠液减少,而致大便干燥难解;二是产后腹肌及盆底肌肉松弛,排便无力,而致便秘;三是产后久卧,活动量不足,导致肠蠕动减弱,而致便秘。

【辨证分型】

本病应根据大便难下的特点,结合全身证候以辨其属血虚津亏、气虚失运还是阴虚火旺。

1.血虚津亏

产后大便干燥,数日不解,或解时艰涩难下,但腹无胀痛,饮食如常。面色萎黄,头晕心悸,皮肤不润。舌淡苔薄,脉细弱。

2.气虚失运

产后饮食如故,大便数日不解,时有便意,临厕努挣乏力,汗出气短,大便不坚,便后倦怠疲惫。舌淡苔薄白,脉缓弱。

3.阴虚火旺

产后饮食如常,大便数日不解,解时艰涩燥结难排,伴口干口渴,面赤唇红,五心烦热,小便黄少。舌质红,苔薄黄,脉细数。

【诊断要点】

1. 临床表现

新产后或产褥期,大便数日不解,或解时艰涩疼痛、难以解出,或大便不坚、但努挣难解,一般饮食如常,且无腹痛、呕吐等症伴见。

2. 妇科检查

无异常发现。

3. 辅助检查

腹软无压痛及反跳痛,或可触及肠型。肛检局部无异常发现。

【鉴别诊断】

1. 肛裂、痔疮

此类产妇大多孕前即有便秘,产后加重,检查肛门可见阳性体征。

2. 肠梗阻

有腹痛、呕吐、饮食难入等症,听诊腹部可闻及肠鸣音高调或金属音。

【推拿治疗】

1. 治疗原则

本病的治疗原则以养血润燥为主,根据气血偏虚的程度随证变通。血虚津亏者,治宜养血润燥,滑肠通便;气虚失运者,治宜补气养血,润肠助运;阴虚火旺者,治宜滋阴清热,润肠通便。

2. 主要穴位

脾俞、胃俞、大肠俞、长强、章门、中脘、天枢、足三里等。

3. 基本手法

患者俯卧位,医者站于一侧。

揉㨰背腰法:医者双手掌由上而下交替推背腰部两侧膀胱经路线数遍;叠掌揉背腰部脊柱两侧数遍;小鱼际㨰脊柱两侧数分钟。

晃拨腰骶法:医者按揉脾俞、胃俞、大肠俞、长强穴;叠掌按揉八髎部位数分钟。

患者仰卧位,医者站于一侧。

推按腹部法:医者双手掌交替推剑突至脐一段数遍,双手掌顺时针轮状推腹部(沿结肠方向推);双拇指同时按揉章门、大横,侧掌压放肓俞。

拨揉腹部法:医者双手掌捧揉腹部,两手交替用力,在行揉法的同时,两拇指分别自内向外轻揉拨腹肌。拇指按压中脘、天枢、足三里穴。

4. 辨证加减

(1)血虚津亏:加捏脊疗法。

（2）气虚失运:加捏脊疗法。

（3）阴虚火旺:加按揉肾俞;推涌泉数遍。

【预防与调护】

○正常分娩后,应在24小时左右下床活动,促进肠蠕动,有利于大便排出。

○多饮水,亦可用蜂蜜冲水饮服,饮食宜清淡而富有营养,忌食辛辣香燥之品。

○由于产妇体虚,故手法宜轻柔缓和,如对手法反应过强,宜暂停手法治疗1天,或隔天1次。

○素体阴虚者,应早期给予调理。

 复习思考题

1. 何谓产后大便难?

2. 简述产后大便难的临床表现及推拿治疗原则。

第四节　产后小便不通

产后小便点滴而下,甚或闭塞不通,小腹胀急疼痛者,称为产后小便不通,又称为产后癃闭。产后小便不通是产后的一种常见并发症,以初产妇、难产、产程长及手术助产者多见。本病相当于西医学的产后尿潴留。

【病因病机】

祖国医学认为,因产妇素体虚弱,产程延长,失血过多,气随血耗,肾气不固,不能制约膀胱;或血瘀气滞,气机受阻,使膀胱气化失常,脾肺气虚,不能通调水道,故引起产后小便不通。

小便的正常排出,有赖膀胱气化的调节,膀胱气化不利,可致小便不通。常见证型有气虚、肾虚、气滞、血瘀。

1. 气虚

素体虚弱,产时耗力伤气,或失血过多,气随血耗,以致脾肺气虚,不能通调水道,膀胱气化不利,而致小便不通。

2. 肾虚

禀赋薄弱,元气不足,复因分娩损伤肾气,以致肾阳不振,气化失司,膀胱气化不利,致小便不通。

3. 气滞

产后情志不遂,肝气郁结,气机阻滞,清浊升降失常,膀胱气化不利,而致小便不通。

4. 血瘀

多因滞产,膀胱受压过久,气血运行不畅,膀胱气化不利,而致小便不通。

【辨证分型】

1. 气虚

产后小便不通,小腹胀急疼痛。精神萎靡,气短懒言,面色少华。舌淡,苔薄白,脉缓弱。

2. 肾虚

产后小便不通,小腹胀急疼痛,坐卧不宁。腰膝酸软,畏寒肢冷,面色晦暗。舌淡,苔薄润,脉沉细无力,尺脉弱。

3. 气滞

产后小便不通,小腹胀痛。情志抑郁,或胸胁胀痛,烦闷不安。舌象正常,脉弦。

4. 血瘀

产后小便不通,小腹胀满刺痛,乍寒乍热。舌暗,苔薄白,脉沉涩。

【诊断要点】

1. 临床表现

产后小便点滴而下或闭塞不通,小腹胀急疼痛,坐卧不安。

2. 妇科检查

子宫、附件等无异常发现。下腹部膨隆,膀胱充盈,有触痛。行导尿术可有小便排出。

3. 辅助检查

尿常规无异常。

【鉴别诊断】

1. 产后小便淋痛

以小便频、急、涩、痛为特点,或有恶寒、发热、腰痛;尿常规检查有较多红细胞、白细胞。产后小便不通,则无上述症状,且小便常规检查无异常。

2. 产后小便生成障碍所致少尿、无尿

其特点是膀胱内无小便潴留,故少尿。无尿时,腹软无胀及疼痛感,或心力衰竭,或有急性肾功能衰竭的症状和体征。

【推拿治疗】

1. 治疗原则

疏利气机，通利小便。气虚者，治宜益气生津，宣肺行水；肾虚者，治宜温补肾阳，化气行水；气滞者，治宜理气行滞，行水利尿；血瘀者，治宜养血活血，祛瘀利尿。

2. 主要穴位

肺俞、脾俞、肾俞、膀胱俞、关元、中极、足三里、三阴交等穴。

3. 基本手法

患者俯卧位，医者站于一侧。

推揉背腰法：医者双手掌由上而下推背腰骶部脊柱两侧膀胱经路线数遍；叠掌揉或滚背腰部脊柱两侧数遍。

按揉腧穴法：医者按揉肺俞、肝俞、脾俞、肾俞、关元俞、膀胱俞、八髎穴。

推揉下肢法：医者双手掌同时推、揉下肢后侧膀胱经路线数遍，按揉委阳穴。

患者仰卧位，医者站于一侧。

摩推腹部法：医者掌摩腹部数分钟；双手掌自上而下推、揉腹部数遍，然后双手扣脐轮状揉小腹部；按揉关元、中极、三阴交、公孙穴。

4. 辨证加减

(1)气虚：加捏脊疗法；重点按揉足三里穴。

(2)肾虚：加按揉太溪、阴谷穴；掌擦肾俞，以透热为度。

(3)气滞：加双掌搓摩胸胁部位数遍；按揉太冲穴。

(4)血瘀：加拿肩井及肩部数遍。

【预防与调护】

〇产后应鼓励产妇尽早自解小便，产后4小时即让产妇排尿，排尿困难者，应消除产妇紧张怕痛心理，多饮水，鼓励产妇坐起排尿。

〇可用温开水冲洗外阴及尿道口周围诱导排尿。

〇通过下腹部按摩或放置热水袋的方法，以刺激膀胱收缩。

〇注意产褥期卫生，避免外邪入侵加重本病或变生他症。

复习思考题

1. 何谓产后小便不通？

2. 产后小便不通临床分哪几型？

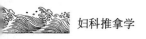

第五节 缺 乳

产妇在哺乳期内,乳汁甚少或全无者,称为缺乳,又称乳汁不行、乳汁不足、无乳等。

缺乳以产后第2~3天至半月内为常见,也可发生在整个哺乳期。若分娩时阴血骤失,元气大伤,短时间内乳汁减少,或哺乳期中月经复潮后,乳汁分泌减少,不属于本病范畴。乳汁甚少与否是根据乳汁分泌量是否足够喂养婴儿为标准的。

【病因病机】

本病的主要病机是气血虚弱,化源不足或肝郁气滞,乳汁运行受阻所致。

乳房属胃,乳头、乳络属肝,乳汁为气血所化,赖肝气的疏泄而排出,所以缺乳与脾胃及肝有密切关系。

乳汁的分泌与乳母的精神、情绪、营养状况、休息和劳动都有关系。任何精神上的刺激如忧虑、惊恐、烦恼、悲伤,都会减少乳汁分泌。

1. 气血虚弱

素体虚弱,气血不足;或脾胃素弱,气血生化无源,复因失血耗气,以致气血亏虚,乳汁化生乏源,因而乳汁甚少或全无。

2. 肝郁气滞

素性抑郁,或产后情志不遂,肝失疏泄,气机不畅,乳络不通,乳汁运行不畅,以致乳汁甚少或无乳。

此外,还有精神紧张、劳逸失常、哺乳方法不善等,均可影响乳汁分泌。

【辨证分型】

1. 气血虚弱

产后乳汁少,甚或全无,乳汁稀薄,乳房柔软无胀感。面色少华,倦怠乏力。舌淡苔薄白,脉细弱。

2. 肝郁气滞

产后乳汁排出不畅,乳汁浓稠,乳房胀硬,或疼痛。胸胁胀满,情志抑郁,食欲不振。舌质正常或暗红,苔薄黄,脉弦或弦滑。

【诊断要点】

1. 临床表现

哺乳期内,乳汁甚少或全无,不足以喂养婴儿,乳房不胀或胀痛。

2.妇科检查

主要检查乳房及乳汁的情况。乳房柔软,不胀不痛,挤压时乳汁点滴而出,质清稀;或乳房胀硬成块,挤压时,乳房疼痛,乳汁难出,质稠;或有乳腺发育欠佳者。此外,还要注意有无乳头凹陷和皲裂。

3.辅助检查

无特殊检查。

【鉴别诊断】

本病应与乳痈相鉴别。乳痈多发生于乳汁瘀滞不通时,表现为缺乳。但乳痈初起有恶寒发热,乳房红肿热痛,继而化脓成痈。缺乳则无上述阳性病史,以及局部皮肤改变。

【推拿治疗】

1.治疗原则

调理气血,通络下乳。气血虚弱者,治宜补益气血,佐以通乳;肝郁气滞者,治宜疏肝解郁,通络下乳;痰浊阻滞者,治宜健脾化痰通乳。

2.主要穴位

膈俞、肝俞、脾俞、胃俞、膻中、乳根、中脘、足三里等。

3.基本手法

患者俯卧位,医者站于一侧。

推揉背腰法:医者双手掌推背腰部脊柱两侧膀胱经数遍;叠掌揉背腰部脊柱两侧数遍;拇指按揉膈俞、肝俞、脾俞、胃俞穴。

患者仰卧位,医者站于一侧。

推抚胸胁法:医者双手掌自上而下分推胸胁部数遍。

摩揉胸腹法:医者双手掌或多指摩胸部数分钟(以膻中穴和乳房周围为主);双手掌摩揉乳房周围数遍;拇指按揉膻中、屋翳、乳根、期门穴;单手掌摩、叠掌揉上腹部;拇指揉压中脘、建里穴。

按摩腧穴法:医者双拇指分别揉压足三里、公孙穴,而后一手揉手三里,另手掐少泽穴。

患者坐位,医者站于后侧。

拿揉肩部法:医者用多指拿揉肩部及肩井穴。

4.辨证加减

(1)气血虚弱:加捏脊疗法。

(2)肝郁气滞:加双手搓摩胁肋数遍。

【预防与调护】

○饮食宜富于营养,多饮营养汤液,但不宜过于滋腻,要荤素搭配。

○调畅情志,避免忧郁、七情所伤。

○保持充足的睡眠时间。

○宜定时让婴儿吮吸乳头,以促进乳汁分泌。

○按摩治疗完毕,可配合局部热敷,效果更佳。

○治疗期间,可配合食疗并加入通乳之类的中药适量。

复习思考题

1. 何谓缺乳?缺乳的主要病因病机是什么?

2. 缺乳多发生在哪几个阶段?

3. 简述缺乳的推拿治疗原则及推拿基本手法。

第六节 乳 痈

乳痈是指发生于乳房的一种急性化脓性疾病,以患病乳房局部初起红肿热痛、泌乳功能障碍,同时伴有恶寒发热为特征。西医学称之为急性乳腺炎。一般好发于女性哺乳期,尤以产后1个月内好发,以初产妇多见。好发于乳房的外上方,多单发,是乳房疾病中的常见病。

根据乳痈发病时间和病因的不同,中医把乳痈分为三类:一是外吹乳痈,即在哺乳期,因乳汁蓄积而发病;二是内吹乳痈,即发生于妊娠期,因胎气旺而上冲所致;三是非哺乳期乳痈,不论男女老少皆可发生,乃肝经郁滞与阳明之热互结使乳络阻塞壅积而成。其中,以外吹乳痈最为常见,其次是内吹乳痈。本节着重讨论外吹乳痈的病因病机、辨证治疗等,推拿疗法对乳痈初期疗效显著。

【病因病机】

本病的主要病因病机是乳汁蓄积,蓄乳与胃热或外感之邪毒相搏,热盛肉腐酿成乳痈。产生乳汁蓄积的主要原因可概括为乳汁淤积、肝郁气滞、阳明积热三个方面。

1. 乳汁淤积

初产乳头娇嫩,不堪吮吸而破损皲裂,或乳头畸形,或乳汁多婴儿不能吸空,或乳儿内热,含乳而睡,热毒之气侵入乳孔;或断乳不当,或外感风热,邪毒壅盛,致使乳汁淤积,乳络不畅,乳管阻塞,败乳蓄积,化热而成痈肿。

2.肝郁气滞

产后情志不畅,致肝气郁结,肝气不舒,气血凝滞,乳络不畅,乳汁内淤,郁而化热,形成乳痈。

3.阳明积热

产后饮食失调,过食辛辣厚味,阳明积热,胃热蕴结,乳络闭阻不畅,乳汁内滞,败乳腐酿,发为乳痈。

 【小知识】

> 西医学认为,本病的产生有两个方面的原因:一是因产后抵抗力下降,乳头破损,乳汁淤积,细菌沿淋巴管、乳管侵入乳房,继发感染而成。其致病菌多为金黄色葡萄球菌,其次为白色葡萄球菌和大肠杆菌。二是乳汁淤积,或乳头畸形、乳汁过多、排空不全等发生乳汁淤积而形成。

【辨证分型】

本病临床表现可分为三期:

1.初起

乳房肿胀疼痛,触痛明显,皮色不红或微红,肿块不明显;乳汁排出不畅,伴恶寒发热、口渴等。

2.成脓期

乳房结块逐渐增大,皮色焮红,疼痛加剧,触痛明显,伴壮热不退,口渴思饮,若肿势局限,硬块中央渐软,按之有波动感者,是为脓成。

3.溃脓期

脓肿成熟后,可自行破溃出脓,或手术切开排脓。若脓出畅通,则局部肿消痛减,热退,疮口逐渐愈合;若脓出不畅,肿块不消,身热不退,而成"传囊之变",或疮口不敛,而转为"乳漏"。

【诊断要点】

1.临床表现

本病多见于产后2~4周的哺乳期女性。初起乳房局部肿胀疼痛,皮色不红或微红,皮肤不热或微热,或伴有全身不适、恶寒、发热、头痛、食欲不振等症状。随后患乳肿块逐渐增大,局部疼痛加重,皮肤焮红灼热。病情进一步发展肿块中央渐渐变软,按之有波动感,表示脓肿成熟,可破溃出脓,或手术切开排脓,随着脓液的排出,全身症状逐渐消失。

2. 妇科检查

患乳乳汁淤积不通,有肿硬块,局部皮色不变,或微红,但有触痛。

3. 辅助检查

实验室检查:血常规检查可有白细胞总数及中性粒细胞比例增高。

【鉴别诊断】

1. 乳癌

多发生在40~60岁的女性,肿块质地坚硬,表面凹凸不平,增长迅速,与周围组织粘连,皮肤呈橘皮样改变,日久溃烂,形似岩穴。肿块做病理切片检查发现癌细胞。

2. 乳癖

以乳房出现结块为特征。早期偶有与乳痈相混淆者,但无寒热,皮色不变,疼痛与月经周期及情志不畅密切相关。生长速度缓慢,病程长。好发于25~45岁的中青年女性。

【推拿治疗】

1. 治疗原则

疏肝清热,通乳消肿。按摩治疗主要适用于乳痈初起。

2. 主要穴位

乳根、膻中、中脘、天枢、肝俞、脾俞、肩井、合谷等。

3. 基本手法

患者仰卧位,医者站于一侧。

摩揉乳周法:医者用掌或多指摩、揉患乳周围,拇指揉压屋翳、膺窗、乳根、天溪、食窦等穴;多指末节指腹向乳头方向梳刮乳腺数十次,多指握拿胸大肌数遍。

蹬腋牵指法:医者用一足尖顶紧患者腋部,双手分别握拿患者手五指,同时用力牵拉数次(体虚者慎用此法)。

患者坐位,医者站于后侧。

按揉腧穴法:医者用拇指揉拨患侧膀胱经内侧线数遍,按压患侧肝俞、脾俞、胃俞、天宗、尺泽穴;掐少泽穴,捏拿肩井穴数次。

4. 辨证加减

(1)乳汁淤积:加摩揉、梳刮乳房部。

(2)肝郁气滞:加双手搓摩胁肋,按揉期门、太冲穴。

(3)阳明积热:加按揉合谷、曲池穴。

【预防与调护】

○妊娠5个月后,经常用温开水或肥皂水洗净乳头。乳头内陷者,可经常提拉矫正。

○产妇宜心情舒畅,情绪稳定。忌食辛辣炙煿之物,不过食肥甘厚腻之品。

○保持乳头清洁,不使婴儿含乳而睡,注意乳儿口腔清洁;要定时哺乳,每次哺乳应将乳汁吸空,如有积乳,可按摩或用吸奶器帮助排出乳汁。

○若有乳头擦伤、皲裂,可外涂麻油或蛋黄油;身体其他部位有化脓性感染时,应及时治疗。

○断乳时应先逐步减少哺乳时间和次数,再行断乳。断乳前可用生麦芽 60 克、生山楂 60 克煎汤代茶,并用皮硝 60 克装入纱布袋中外敷。

○对成脓期或溃脓期患者,不宜用按摩手法治疗,可采用其他方法治疗。

复习思考题

1. 何谓乳痈?

2. 乳痈在临床表现上可分为哪几期?

3. 简述乳痈的推拿基本手法。

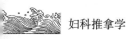

第五章　妇科杂病

妇科疾病,以经、带、胎、产为主,凡不属于经、带、胎、产疾病范畴,而又与女性的解剖、生理、病理特点密切相关的一类疾病,称为妇科杂病。妇科杂病包括的范围较广,本章仅就乳癖、不孕症、阴挺等展开讨论。

病因病机

妇科杂病的病因病机较为复杂。就其病因而言,主要有三方面:一为起居不慎,感受外邪;二为脏阴亏乏,情志不调;三为先天不足,气血虚弱。其病机主要是肾、肝、脾三脏功能失调,气血失和,冲任受阻或失养,从而发生各种妇科杂病。

诊断

主要依据各种疾病的临床特征和相应检查以明确诊断。

治疗原则

应以女性生理病理特点为基础,以脏腑、气血、冲任为核心,根据不同疾病的病因病机和其发病特点,从整体观念出发,根据不同证候和不同病因进行辨证施治。然杂病大多病程日久,难以速愈,必要时结合药物调治及心理疏导,方能提高疗效。

第一节　乳　癖

乳癖是指以乳房部有形状大小、数量不一的硬结肿块,或伴有乳房部疼痛为主要表现的乳房病证,本病与月经周期及情志变化密切相关,相当于乳腺增生病。是妇科常见病,各年龄阶段均可发生,但以中年女性为多见。本病与女性内分泌失调有关,病程长、发展慢。此病易与早期乳腺癌相混淆,因此,一旦发现乳房有肿块,应及早就诊明确诊断,及时治疗。本病相当于西医学所说的乳腺囊性增生症。

【病因病机】

本病主要由肝失条达,或肾虚肝郁,气血失调,阻滞乳络而致。《外科医案汇编》附论乳症中曾说:"乳中结核,虽云肝病,其本在肾",说明此病除与肝有关之外,还与肾密切相关。

1. 肝郁气滞

情志不遂,忧思不解,久郁伤肝;或受精神刺激,急躁恼怒,导致肝疏泄失常,肝气郁结,气机不畅,气滞血瘀,阻滞乳络而发乳癖。

2. 冲任失调

多因肝肾不足,冲任失调,以致气血瘀滞,或阳虚痰湿内结,经脉阻塞,而见乳痛、结块,或月经紊乱等。《马培之医案》中亦提出:"乳头为肝肾二经之冲。"

肾为五脏之本,肾气化生天癸,天癸激发冲任二脉通盛。若冲任失调,则下不能充子宫,上无以滋乳房,经脉壅阻,气血不和,并可以影响肝之疏泄调达;若情志内伤,肝气郁结不舒,气机阻滞则经隧不畅,亦可导致冲任二脉的气血失调;终因气滞、血瘀、痰凝互结于乳房,导致乳癖的发生。因此,肝郁气滞和冲任失调二者在乳癖的发病过程中,既可单独致病,又可相互关联而发病。

 【小知识】

西医学认为,乳腺增生病,常形成可触及的硬结肿块,既非炎症,也非肿瘤。此病与卵巢内分泌状态有密切关系。起因于雌孕激素比例失调,出现周期性的激素分泌失调是发病的主要原因。具体表现在黄体期雌二醇水平显著高于正常,而孕酮水平偏低,这种雌孕激素平衡的失调,使雌激素长期刺激乳腺组织,而无孕激素的保护作用,从而导致乳腺增生。

【辨证分型】

乳房内出现肿块,伴有胀痛,部分患者可无疼痛。肿块常为多发性,呈串珠状或结节状,发生于一侧或两侧乳房部,数目不一、大小不等,形状规则,边界清楚,与皮肤和胸肌筋膜无粘连,质地较韧,推之可动。其疼痛可随情志及月经周期而改变,即经前或恼怒时肿块增大、疼痛加重,经后减轻消失。疼痛以胀痛为主,也可出现刺痛或牵拉痛。少数患者可有乳头溢液现象。但乳房外观如常,腋部淋巴结无肿大。

1. 肝郁气滞

多见于未婚女性或病程较短者,乳房胀痛,疼痛可放射到腋下或肩背,可随经期或情绪变化而加重,月经前肿块增大,疼痛加重,经后减轻,伴心烦易怒,胸胁胀满,嗳气叹息等,舌暗红,苔薄黄,脉弦数。

2.冲任失调

多见于中年女性,单侧或双侧乳房结块,大小不等,可呈粟粒状,经期增大,经后缩小,可伴有腰膝酸软,精神疲惫,头晕耳鸣,月经量少,色淡或经闭,舌淡、苔白,脉弦细。

【诊断要点】

1.临床表现

乳房胀痛、程度不一,具有周期性,经前3～5天疼痛加重,经后减轻消失。乳房肿块分布于一侧或两侧,数目不一、大小不等、形状不规则,边界清楚,与皮肤、胸部筋膜无粘连,质地较韧,推之可动。

2.妇科检查

外观乳房皮色不变,主要为乳房局部的扣诊。检查肿块的部位、形状、大小、质地、活动度、压痛等。

3.辅助检查

X线摄片、冷光源强光照射等检查有助于诊断。必要时做病理学检查。

【鉴别诊断】

1.经前乳胀

经前乳胀是以月经来潮前几天乳房胀痛为特征,一般无乳房肿块。

2.早期乳腺癌

其好发于外上象限,多为单发,形状圆形或边界不清,质地坚硬如石,不易推动,生长迅速,早期可移动,但中晚期不能活动,癌组织侵及周围组织可引起乳房外形改变,乳头可出现偏移、内陷,癌肿局部皮肤出现橘皮样改变,同侧腋窝淋巴结肿大,或锁骨上窝淋巴结肿大。其预后较差,需及时手术治疗。

【推拿治疗】

1.治疗原则

解郁通络,散结止痛。肝郁气滞者,治宜疏肝解郁,通络散结;冲任失调者,治宜调摄冲任,通络散结。

2.主要穴位

膻中、屋翳、膺窗、乳根、期门、肝俞、肾俞等。

3.基本手法

患者仰卧位,医者站于一侧。

摩揉乳周法:医者用双掌沿胸骨向双肩部做分推数遍;双手或多指抚摩乳房周围数分钟,双手小鱼际捧揉乳房数分钟;单掌或食指、中指、无名指并拢沿胸骨自上而下揉数次。

揉压腧穴法：医者用拇指揉压膻中、屋翳、鹰窗、乳根、期门等穴。

揉压冲任法：医者用双手拇指揉、压脐下冲任脉路线数遍，取气海、关元等穴。

揉拿四肢法：医者用单手掌揉上肢阴经路线数分钟；多指揉拿上肢部；拇指揉压曲池、内关、少泽等穴；双拇指自上而下揉、按下肢胫骨内缘数遍，取足三里、三阴交等穴。

患者坐位，医者站于一侧。

揉拨背部法：医者用双手多指由后向前梳推胁肋部数次；拇指揉拨膀胱经内侧线数遍；拇指揉压膈腧、肝俞、脾俞、肾俞、三焦俞等穴。

揉拿颈肩法：医者用多指揉拿颈肩部数遍，按天宗、肩井等穴。

4. 辨证加减

(1) 肝气郁结：重揉小腿内侧胫骨后缘（足三阴经）；点按太冲穴。

(2) 肾虚肝郁：加按揉太溪、太冲，以酸胀为度；擦肾俞、命门、涌泉，以透热为度。

【预防与调护】

〇调整生活节奏，减轻压力，保持心情舒畅，情绪稳定，建立健康的心理状态。

〇控制脂肪类食物的摄入，多食用蔬菜、瓜果等食物，避免烟酒的摄入。

〇及时治疗月经不调等妇科疾病和内分泌失调等相关的疾病。

〇对于有乳腺癌家族遗传病史的人群，需要定期进行检查。

〇积极配合药物治疗，定期到专科医生处复查。

复习思考题

1. 何谓乳癖？常见发病原因有哪些？

2. 乳癖的主要临床表现有哪些？临证时该如何进行推拿治疗？

3. 怎样做好乳癖的预防与护理？

第二节 不 孕 症

凡女子婚后夫妇同居 2 年以上，有正常性生活，男方生殖功能正常，未避孕而未能受孕的；或曾经孕育过，未避孕而 2 年以上未再受孕者称不孕症。

根据婚后是否受过孕又可分为原发性不孕和继发性不孕。原发性不孕指从未妊娠过，《山海经》称之为"无子"；继发性不孕指曾有过妊娠，以后 2 年以上未避孕而未再妊娠

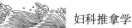

者,《备急千金要方》称之为"断绪"。

根据不孕的原因可分为相对性不孕和绝对性不孕:夫妇双方中若一方有先天解剖生理方面的缺陷或后天病理因素,无法纠正而导致的不孕,称为绝对性不孕;一旦纠正仍可正常受孕者,称为相对性不孕。

不孕症的原因与男女双方均有关,本节讨论之女性不孕,主要适用于原因不明或属于可调治范围的不孕症,对于一些器质性病变者,需配合药物及手术治疗。

【病因病机】

正常妊娠的基本条件是男女双方肾气盛,天癸至,任脉通冲脉盛,女子月事以时下,男女精气盛而溢泻,即所谓"男精壮,女经调",两精相合,故能受孕。故不孕症的发生与脏腑、天癸、冲任、气血、胞宫、胞脉、胞络等均有密切关系。肾主生殖,"胞脉者系与肾",故肾虚是其发病的主要原因,气血失调,冲任胞宫阻滞,两精不能相合是其发病的基本机制。临床上常见原因有肾虚、肝郁、痰湿、血瘀。

1. 肾虚

禀赋素虚,肾气不足,或早婚、房事不节,精血耗散或大病久病均可伤肾。肾亏血少,冲任匮乏,胞脉失养,故不能成孕。

2. 肝郁

素性忧郁,或情志不畅,肝气郁滞,或求子心切,肝气疏泄失常,以致气血不和,冲任不能相资,故不能成孕。

3. 痰湿

素体肥胖,或过食膏粱厚味之品,躯脂丰满,闭阻胞宫,或饮食不节,脾失健运,痰湿内生,壅阻胞脉、胞络,阻滞气机,故不能成孕。

4. 血瘀

经期产后败血未净,感受寒邪,或房事不节,邪入胞宫,与血互结,瘀阻于内,两精不能相合,故不能成孕。

【小知识】

西医学认为,受孕是个复杂的生理过程,卵巢排出正常的卵子;精液正常,有正常的性生活,卵子和精子相遇在输卵管中,结合成为受精卵,受精卵顺利进入子宫腔内;子宫内膜准备充分,利于受精卵着床,这样才能完成整个受孕过程,其中任何一个环节出现问题,即导致不孕。女性不孕的原因可包括排卵障碍、输卵管因素、子宫因素、宫颈因素、阴道因素和免疫因素。其中以排卵功能障碍和输卵管因素最为常见。

排卵功能障碍,主要为无排卵或黄体功能不全。无排卵可由下丘脑—脑垂体—卵巢轴出现问题引起,以及中枢神经系统问题引起,如先天性卵巢发育不良、卵巢早衰等。此外多囊卵巢综合征、子宫内膜异位症及全身性疾病也可影响卵巢排卵功能。黄体功能不全可引起分泌期子宫内膜发育不良,从而导致受精卵不能着床,出现不孕。

输卵管因素,输卵管有输送精子、捡拾卵子及将受精卵及时运送到子宫腔的功能。同时输卵管壶腹部是正常受精的场所,所以任何阻塞输卵管的因素,都可使卵子和精子不能相遇,出现不孕。

【辨证分型】

不孕症的辨证,主要应根据月经及带下的情况、全身症状、舌苔、脉象等来辨明病位和寒、热、虚、实。

1. 肾虚

婚久不孕,经期或前或后,经量少,或闭经。面色晦暗,腰膝酸软,性欲淡漠,或头晕眼花,心悸失眠,性情急躁,舌淡苔白或舌质偏红、苔少,脉沉迟或细数。

2. 肝郁

多年不孕,月经先后无定期,量或多或少,色暗,有血块。经前、经期乳房、小腹胀痛,精神抑郁,烦躁易怒,舌质正常或暗红,苔薄白,脉弦。

3. 痰湿

婚久不孕,形体肥胖,经行后期,渐至闭经,带下量多,质黏稠。面色㿠白,头晕心悸,胸闷泛恶,苔白腻,脉滑。

4. 血瘀

婚久不孕,月经后期,量少,色紫黑,有血块,经来腹痛,块下痛减。平时有少腹作痛、拒按,舌质紫暗或舌边有瘀点,脉弦细涩。

【诊断要点】

1. 临床表现

夫妇同居 2 年以上,男方生殖功能正常,未避孕而未怀孕者,常伴有月经不调、带下异常情况。

2. 妇科检查

第二性征的发育情况,内外生殖器官有无畸形、炎症及肿瘤等。

3. 辅助检查

卵巢功能检查、输卵管通畅试验、生殖免疫功能检查,B 超、宫腔镜、腹腔镜、CT 等检查,有助于诊断。

【推拿治疗】

1. 治疗原则

以补肾益精、调理冲任为基本原则。以肾阳虚为主者,治宜温肾暖宫,调补冲任;以肾阴虚为主者,治宜滋肾养血,调补冲任;肝郁者,治宜疏肝解郁,理血调经;痰湿者,治宜祛湿化痰,调气理血;血瘀者,治宜活血化瘀,调畅气血;血虚者,治宜养血益气,补肾调经。

2. 主要穴位

肝俞、脾俞、肾俞、气海、关元、子宫、足三里、三阴交等。

3. 基本手法

患者俯卧位,医者站于一侧。

揉拨背腰法:医者双掌自上而下推背腰部膀胱经路线数遍;叠掌揉背腰部膀胱经路线;双拇指揉拨膀胱经内侧线数遍,重揉肝俞、脾俞、肾俞等穴。

揉擦腰骶法:医者叠掌或拇指反复揉按八髎部位,掌擦八髎,以透热为度。

拿揉下肢法:医者双手拿揉下肢后侧数遍;揉涌泉穴。

患者仰卧位,医者站于一侧。

摩揉小腹法:掌摩、揉小腹部数分钟,叠掌震颤小腹数分钟;按揉章门、期门、气海、关元、子宫等穴。

4. 辨证加减

(1)肾虚:以肾阳虚为主者,加掌擦肾俞、命门,使之有温热感。以肾阴虚为主者,加按揉太溪、涌泉穴。

(2)肝郁:加搓摩胁肋数遍;按揉太冲、内关穴。

(3)痰湿:加按揉中脘、丰隆、阴陵泉穴。

(4)血瘀:加双掌搓摩两胁和轻叩腰骶部数遍;按揉膻中、太冲穴。

【预防与调护】

○倡导婚前检查,尽早发现男女双方生殖器官的畸形及其他不利于受孕的因素,尽早进行治疗。

○做好个人卫生预防感染。特别是经期、产后,需要预防感染性疾病的传播。

○积极治疗劳伤痼疾,以调经和治疗带下病为首要。

○合理饮食,调畅情志,保持良好的心态,减轻心中的压力,夫妻之间"两情甜畅"尤为重要。

○实行计划生育,防止流产,避免产生对肾、胞宫的损伤,造成继发性不孕。

1.何谓不孕症？常见发病原因有哪些？

2.不孕症的临床诊断要点有哪些？临证时该如何进行推拿治疗？

3.怎样做好不孕症的预防与护理？

第三节 阴 挺

女性子宫沿阴道下脱,达坐骨棘水平以下,甚则全部脱出于阴道口外;或阴道前后壁膨出,统称为阴挺,亦称阴脱、阴菌,前者称子宫脱垂,后者称阴道壁膨出。常发生于产后,故又有"子肠不收"之称。本病相当于西医学的子宫脱垂、阴道壁膨出等疾病,本节重点讨论子宫脱垂。

阴挺可由生育过多、产后过早参加重体力劳动,或长时间站立或蹲着劳动或慢性咳嗽等原因引起。阴挺常伴有阴道前壁和阴道后壁脱垂。临床上对子宫不超越或少部分脱于阴道口、无溃烂者,可予以推拿治疗。

【病因病机】

本病主要由于产时耗气过度,或年老久病,导致脾虚气弱,中气下陷;或肾气亏虚,冲任不固,提摄无力而子宫脱出。病机可概括为冲任不固、提摄无力,临床常见证型有气虚、肾虚。

1.气虚

素体虚弱,中气不足,分娩损伤,或经行产后负重操劳,耗气伤中,或久咳不愈,或年老久病,便秘努挣等,而导致脾虚气弱,中气下陷,固摄无权,系胞无力,故子宫坠落下脱。

2.肾虚

先天不足,或房劳多产,或年老体弱,肾气亏虚,冲任不固,带脉失约,无力系胞,而致子宫脱出。

 【小知识】

西医学认为,发生阴挺的病因病理主要有三个方面:一是分娩损伤,是子宫脱垂的最主要原因。产褥期女性过早参与重体力劳动,此时损伤组织尚未修复,过高腹压,将未修复的子宫推向阴道,而发生子宫脱垂。二是长期腹压增加,如长期慢性咳嗽、习惯性便秘、经常超重负荷、盆腹腔巨大肿瘤或大量腹水等,均可增加腹压,使子宫向下移位。三是盆底组织发育不良或退行性变,亦可导致子宫脱垂。

【辨证分型】

此病以虚证为多,若伴气短乏力,精神疲倦,小腹下坠者,多属气虚;若头晕耳鸣,腰酸腿软,夜尿频多,多属肾虚。

1.气虚

子宫下移,或脱出阴道口外,轻者平卧可回纳,重者劳则加剧,小腹下坠,带下量多,色淡质稀,神疲乏力,少气懒言,面色不华,小便频数,大便难,舌淡、苔薄,脉缓弱。

2.肾虚

子宫下移,或脱出阴道口外,日久不愈,小腹下坠,带下清稀,小便频数,夜间尤甚,头晕耳鸣,腰膝酸软冷痛,舌淡红、苔薄,脉沉细。

【诊断要点】

1.临床表现

阴部有物下坠,轻者仅觉腰酸,下腹重坠感,持重、站立则脱出加重,卧床休息后能回纳。重者如子宫脱出时间过久,则局部可出现肿胀,磨损破溃,分泌物增多。甚者伴有尿频、尿急或尿失禁等症状。

2.妇科检查

患者平卧,向下屏气时检查子宫下降的程度,多见子宫颈外口低于坐骨棘水平以下。

临床中根据脱垂程度的轻重,可分为三度,见图4。正常子宫见图5。

Ⅰ°:子宫颈下垂到坐骨棘水平以下,但不超越阴道,见图6。

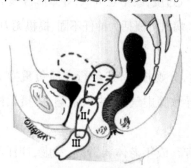

图4　子宫脱垂分度

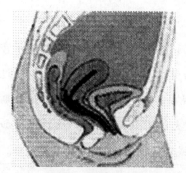

图5　正常子宫

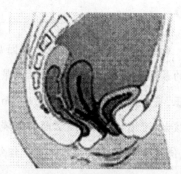

图6　子宫Ⅰ°脱垂

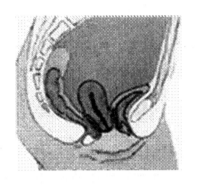
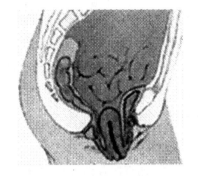

图7　子宫Ⅱ°脱垂　　　　　　　　　　图8　子宫Ⅲ°脱垂

Ⅱ°:子宫颈及部分子宫体脱出于阴道口外,见图7。

Ⅲ°:整个子宫脱出于阴道口外,见图8。

3. 辅助检查

B超检查。

【鉴别诊断】

1. 宫颈延长

宫体仍在盆腔内,宫颈细长如柱状,阴道前后壁无膨出,前后穹隆位置不下降。

2. 宫颈肌瘤、宫颈息肉、子宫黏膜下肌瘤

可脱出阴道口,但脱出物下界见不到宫颈外口,阴道内可触及宫颈。

【推拿治疗】

1. 治疗原则

采取"虚者补之,陷者举之,脱者固之"的治疗原则,以益气升提、补肾固脱为主。属气虚者,治宜补中益气、升阳举陷;属肾虚者,治宜补肾固脱、益气升提。

2. 主要穴位

气海、关元、子宫、百会、足三里、脾俞、肾俞等。

3. 基本手法

患者俯卧位,医者站于一侧。

推按腰骶法:医者双手叠掌沿督脉路线从长强交替推至命门数遍;双拇指沿膀胱经内侧线由骶尾部推至背腰部数遍,重拨次髎。

推揉背肌法:医者双手掌自下而上推、揉腰背部两侧膀胱经内侧线数遍。按揉脾俞、肾俞、胞肓、八髎、秩边等穴。

揉擦腰骶法:医者双手掌自下而上反复揉腰骶两侧;掌擦肾俞、命门、八髎等穴。

推按长强法:医者将双手置于骶尾部同时向内上方捧拢推颤,隔掌叩击长强穴。

揉拿下肢法:医者双手多指反复拿揉小腿后侧肌群,擦揉涌泉穴。

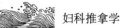

患者仰卧位,医者站于床的一侧。

按揉小腹法:医者掌摩小腹部数分钟,以腹内有热感为佳;掌由下向上分别沿任脉、足少阴肾经、足太阴脾经、足阳明胃经路线推小腹部数遍;双手掌由下而上捧拢推颤小腹部数分钟。按揉中脘、气海、关元等穴。

揉擦腧穴法:医者拇指按揉擦抹百会穴数分钟。

4.辨证加减

(1)气虚:加直擦背部督脉,以热量透达任脉为度;增加对脾俞、胃俞、中脘、足三里、三阴交等穴位刺激量。

(2)肾虚:加按揉大赫、气穴、太溪等穴数分钟,以酸胀为度;横擦肾俞、命门、腰阳关、大肠俞,直擦涌泉穴,以透热为度。

【预防与调护】

○分娩时减少产伤,如有产伤应及时治疗修复。

○鼓励产后运动,促进产后恢复。需劳逸结合,并禁止产妇产后过早参加重体力劳动,避免久蹲、久提重物等运动。

○积极治疗慢性咳嗽、习惯性便秘等增加腹压的疾病。

○加强营养,增强体质,提倡产后多做保健操,多做腹肌及提肛收缩运动,坚持进行骨盆肌肉锻炼,增强骨盆底组织的紧张度,以巩固疗效。

○积极配合其他治疗方法,可上子宫托,并结合内服中药等。

○治疗期间,避免登高、举重以及过度劳累,以免复发。

【小知识】

骨盆肌锻炼方法

患者自然坐位,练习忍住大便的动作,继而放松,如此一紧一松,每天 2~3 次,每次 5~10 分钟。

患者坐位,一腿搁置于另一大腿上,做起立和坐下动作,每天 3~5 次,每次 5~10 分钟。

 复习思考题

1. 何谓阴挺?常见发病原因有哪些?

2. 阴挺的临床诊断要点是什么?临证时该如何进行推拿治疗?

3. 怎样做好阴挺的预防与护理?

附　论

第一章　女性生殖系统解剖与生理

第一节　女性骨盆与骨盆底

一、骨盆

女性骨盆是产道构成的重要部分,因其为骨性组织,故称骨产道。骨盆的大小、形状对顺利分娩影响重大,通常女性骨盆较男性骨盆宽而浅,利于胎儿娩出。

女性骨盆的特点是盆腔浅而宽,呈圆筒形,入口出口均比男性骨盆大,耻骨联合短而宽,耻骨弓角度较大,骶岬突出较小,骶骨宽而短,弯度小,坐骨宽阔。

(一)骨盆的组成

1. 骨盆骨骼

骨盆由左右两块髋骨、骶骨及尾骨组成。每块髋骨又由髂骨、耻骨及坐骨组成。骶骨由5~6块骶椎合成,其上缘向前方突出称为骶岬,为骨盆内测量的重要标志。尾骨由4~5块尾椎合成,见图9。

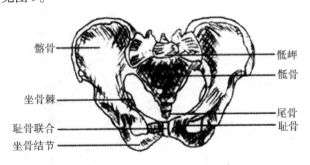

图9　正常女性骨盆(前面观)

2. 骨盆的关节

有骶髂关节、骶尾关节和耻骨联合。骶骨与尾骨相连形成骶尾关节,位于骨盆的后方,有一定的活动度。而髋骨前方在两耻骨之间,由纤维软骨所连接,称耻骨联合。在骨盆后方由骶骨和两侧髂骨相连,形成骶髂关节,此关节很坚韧,见图10。耻骨两降支构成了耻骨弓,其角度为90°～100°,见图11。

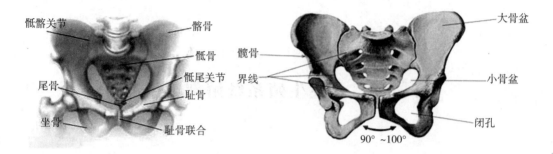

图10　骨盆的关节　　　　　图11　女性骨盆——耻骨下角

3. 骨盆的韧带

共有2对。自骶骨背外侧面发出两条坚强的韧带,分别止于坐骨结节及坐骨棘,称骶结节韧带及骶棘韧带。妊娠时受激素影响,韧带稍松弛,使各关节活动性稍增加,有利于分娩时胎儿通过骨产道。

(二)骨盆的分界

骨盆的分界是由耻骨联合上缘经髂耻线和骶岬上缘连成一线时,可将骨盆分成真、假两部分:上部分为假骨盆(大骨盆),与分娩无直接关系;下部分为真骨盆(小骨盆),是胎儿娩出必经之路,故其大小及形状与分娩的关系甚为密切,但临床上直接测量较难,一般可借测量假骨盆之各径线而间接估计真骨盆的大小。

(三)骨盆的平面及各径线

为便于了解分娩时胎儿通过骨盆腔(骨产道)的过程,可将骨盆分为4个主要的假想平面。

1. 骨盆入口(入口平面)

即真假骨盆的交界面,形状近似圆形或横椭圆形。有4条径线,见图12。

(1)入口前后径:又称真结合径,由耻骨联合上缘中点至骶岬上缘中点的连线,平均值为11厘米。

(2)入口横径:为两侧髂耻缘间最大距离,平均值为13厘米。

(3)入口斜径:左、右各一,左斜

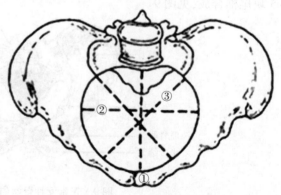

图12　骨盆入口平面各径线
①前后径11厘米　②横径13厘米
③斜径12.75厘米

径由左侧骶髂关节至右侧髂耻隆突的连线,右斜径由右侧骶髂关节至左侧髂耻隆突的连线,平均值为 12.75 厘米。

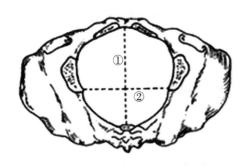

图 13　中骨盆平面各径线

①前后径 11.5 厘米　②横径 10 厘米

2.中骨盆平面

为骨盆腔最狭窄的平面,产科上临床意义重大。该平面呈前后径长的椭圆形。前界为耻骨联合下缘,后界为骶骨下端,两侧为坐骨棘。有 2 条径线,见图 13。

(1)中骨盆前后径:为耻骨联合的下缘的中点通过两侧坐骨棘至骶骨下端之间的距离(前后径),平均值为 11.5 厘米。

(2)中骨盆横径:又称坐骨棘间径,为两侧坐骨棘之间的距离,平均值为 10 厘米,为产程中了解胎头下降的重要标志。

3.骨盆出口平面

实际上是由前、后两个不同平面的三角形组成。前三角形的顶端是耻骨联合下缘,两侧为耻骨的降支;后三角形的顶端是骶尾关节,两侧为骶结节韧带,底边皆为坐骨结节间径,有 4 条径线。

(1)出口前后径:是耻骨联合下缘至骶尾关节的距离,平均值为 11.5 厘米。

(2)出口横径:又称坐骨结节间径,为两侧坐骨结节内缘间的距离,平均值为 9 厘米。

(3)出口前矢状径:由耻骨联合下缘至坐骨结节间径中点的连线称骨盆出口前矢状径,平均值为 6 厘米。

(4)出口后矢状径:从骶尾关节至坐骨结节间径中点间的距离,平均值为 8.5 厘米。后矢状径在产科临床上甚为重要。

4.骨盆最宽平面

为骨盆最宽大的平面,前界为耻骨联合后面中点,后界为第 2、第 3 骶椎之间,两侧相当于髋臼中心,其前后径与横径的长度均为 12.5 厘米左右。

(四)骨盆轴

骨盆轴亦称产轴,为连接骨盆各个平面中心点的假想轴线,其上段向下向后,中段向下,下段向前向下,在分娩时,胎儿即沿此轴方向娩出。

二、骨盆底

骨盆底由多层肌肉和筋膜所组成,封闭骨盆出口,为尿道、阴道及直肠所贯穿,有承托盆腔器官,使之保持正常位置的作用。分娩时如骨盆底组织受损伤,则盆底松弛,影响盆腔器官位置,可发生子宫脱垂。

骨盆底前面为耻骨联合,后面为尾骨尖,两侧为耻骨降支、坐骨上支及坐骨结节。骨盆底从外向内分为三层组织:浅层筋膜与肌肉,尿生殖膈,盆膈。

会阴是指肛门与阴唇后连合间的软组织,也是骨盆底的一部分。

第二节 女性生殖系统解剖

女性生殖系统包括外生殖器与内生殖器,以及相关组织。

一、外生殖器

女性外生殖器是指生殖器外露部分,又称外阴,位于两股内侧之间,前为耻骨联合,后以会阴为界,包括阴阜、大小阴唇、阴蒂、前庭、尿道口、阴道口及处女膜、前庭大腺、会阴等,见图14。

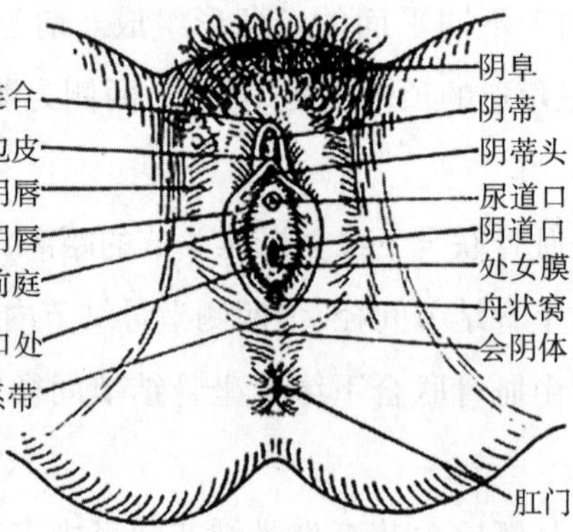
阴唇前连合
阴蒂包皮
大阴唇
小阴唇
阴道前庭
前庭大腺开口处
阴唇系带
阴阜
阴蒂
阴蒂头
尿道口
阴道口
处女膜
舟状窝
会阴体
肛门

图14 女性外生殖器

(一)阴阜

为耻骨联合前面隆起的脂肪垫。青春期后此处开始生长阴毛,阴毛呈尖端向下的倒三角形分布,其疏密和色泽存在个体和种族差异。

(二)大阴唇

为靠近两股内侧一对隆起的皮肤皱襞,前接阴阜,后连会阴。未产女性的两侧大阴唇自然合拢,遮盖阴道口及尿道口;分娩后向两侧分开;绝经后萎缩,阴毛稀少。

(三)小阴唇

小阴唇为位于大阴唇内侧的一对薄皱襞,表面湿润,内侧面呈淡红色,皮内富有神经末梢,故感觉敏锐。两侧小阴唇前端相互融合并分为两叶,包绕阴蒂,前叶形成阴蒂包皮,后叶形成阴蒂系带。小阴唇的后端与大阴唇的后端相会合,在正中线形成一条横皱襞,称阴唇系带,在分娩后受损伤而消失。

（四）阴蒂

位于两侧小阴唇之间的顶端,类似男性的阴茎海绵体组织,阴蒂头有丰富的神经末梢,极为敏感,属性感受器官。

（五）阴道前庭

指两侧小阴唇之间的菱形区,前界是阴蒂,两侧为小阴唇的内侧面,后面以阴唇系带为界。在此区域内,前有尿道口,后有阴道口。

1. 尿道口

位于阴蒂及阴道口之间,为尿道的开口,呈椭圆形。尿道后壁近外口处有两个尿道旁腺的开口,是细菌容易潜伏的场所。

2. 阴道口及处女膜

阴道口位于尿道口下方,前庭的后部,其形状、大小常不规则。阴道口覆盖有一层薄膜,称处女膜,膜中央有一小孔,孔的形状、大小及膜的厚薄各人不同。初次性交时,处女膜往往破裂,分娩时进一步破损,产后残留几个小隆起的处女膜痕。

3. 前庭大腺

又称巴氏腺,位于大阴唇后下方,如黄豆大,左右各一。腺管开口于阴道口小阴唇与处女膜之间的沟内,性兴奋时分泌黏液以滑润阴道。

二、内生殖器

女性内生殖器包括阴道、子宫、输卵管及卵巢,后两者常被称为子宫附件。

（一）阴道

位于子宫与外阴之间,是性交的器官,也是月经血外流与胎儿娩出的通道,上端包绕子宫颈,下端开口于阴道前庭。阴道上端围绕宫颈的部分称为阴道穹隆,阴道穹隆比阴道下段宽大,分前、后、左、右4部分,后穹隆较前穹隆深,故阴道后壁长10~12厘米,前壁长7~9厘米。前壁与膀胱及尿道之间称为膀胱阴道隔;后壁与直肠之间称为直肠阴道隔;后壁上段与直肠之间是腹腔的最低部,称为子宫直肠陷凹,在临床上具有重要意义。

（二）子宫

1. 功能

子宫是一个空腔器官,腔内覆以黏膜,称子宫内膜。

从青春期到更年期,子宫内膜受卵巢激素的影响,呈周期性改变并出现月经;性交后,子宫为精子到达输卵管的通道;受孕后,子宫为孕育胎儿的场所;分娩时,通过子宫收缩,将胎儿及其附属物娩出。

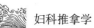

2.位置和形态

子宫位于盆腔中央,前邻膀胱,后邻直肠,下口连接阴道。呈前后略扁的倒梨形,壁厚腔小,上端宽而游离,朝前上方,下端较狭窄。成年女性的子宫长7~8厘米,宽4~5厘米,厚2~3厘米,重约50克,容量约5毫升。子宫上部较宽处称子宫体,其上端隆起部分称子宫底,子宫底两侧为子宫角,与输卵管相通。子宫下部较小处称子宫颈,呈圆柱形,部分伸入阴道,通入阴道的开口称为子宫颈外口,未产妇呈圆形,分娩时受损,经产妇变成横裂状,将宫颈组织分为上下或称前后两唇。子宫体与子宫颈的比例,成年人为2:1,婴儿期为1:2。

子宫腔分体腔与颈管两部分,子宫体腔呈上宽下窄的三角形,上部两侧通输卵管而入腹腔,下部与子宫颈管相通,其间最狭窄部分称为子宫峡部。子宫峡部的上端,因为在解剖学上很狭窄,称解剖学内口;峡部的下端,因为黏膜组织在此处由子宫内膜转变为子宫颈内膜,又称组织学内口。子宫颈管呈梭形,子宫颈通入阴道后以穹隆为界又分子宫颈阴道上部和子宫颈阴道部。

3.组织结构

子宫体与子宫颈的组织结构不同。

(1)子宫体:壁很厚,由三层组织构成,子宫内膜层、肌层、浆膜层。

子宫内膜软而光滑,绒样,为粉红色的黏膜组织,分为功能层和基底层。功能层在月经中期及妊娠期间有很大的改变。

子宫肌层是子宫壁最厚的一层,由平滑肌束及弹性纤维所组成,肌束排列交错,外层纵行,内层环行,中层多各方交织。

子宫浆膜层即覆盖子宫体的底部及前后的腹膜,与肌层紧贴。在子宫前面近子宫峡部处,腹膜与子宫壁结合疏松,由此腹膜折向前方并覆盖膀胱,形成膀胱子宫陷凹;在子宫后面,腹膜沿着子宫壁向下,覆盖子宫颈后方及阴道后穹隆,然后折向直肠,形成子宫直肠陷凹。

(2)子宫颈:主要由结缔组织所组成,其中有平滑肌及弹性纤维。颈管黏膜层有许多腺体,能分泌黏液,呈碱性,形成子宫颈管的黏液栓。宫颈阴道部表面为鳞状上皮覆盖。

4.子宫的韧带

共有4对,维持子宫的正常位置,见图15。

(1)圆韧带:起于子宫角两侧的前面、输卵管近端的下方,然后沿阔韧带向前下方伸展达到两侧骨盆壁,再经腹股沟而止于大阴唇内,有使子宫保持前倾位置的作用。

(2)阔韧带:为一对翼状的腹膜皱襞,从子宫两侧开始,各向外伸展达到骨盆侧壁,并将骨盆腔分为前后两部。韧带的上缘呈游离状,其内侧2/3包绕输卵管(伞端无腹膜遮盖），外侧 1/3 由输卵管伞端向骨盆侧壁延伸，称骨盆漏斗韧带，具有支持卵巢的作用，故又称卵巢悬韧带，内有卵巢血管通过。

（3）主韧带：又称子宫颈横韧带，位于子宫两侧阔韧带基底部，由子宫颈阴道上部的侧方向外达骨盆壁，是固定子宫颈位置的主要力量，子宫的动静脉和输尿管都经主韧带的上缘到终末器官。

（4）子宫骶韧带：自子宫颈后面子宫颈内口的上侧方伸向两旁，绕过直肠

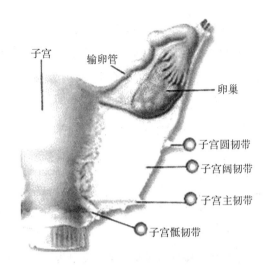

图 15　子宫的韧带

终止在第 2、第 3 骶骨前筋膜上，作用是将子宫颈向后及向上牵引，使子宫保持前倾位置。

（三）输卵管

输卵管左、右各一，为细长而弯曲的管道，其内侧与子宫角连通，外侧端游离，呈漏斗状，长 8～14 厘米。

（四）卵巢

为女性生殖腺，左、右各一，呈灰白色扁平椭圆体。青春期前，卵巢表面光滑，开始排卵后，表面逐渐不平。成年女性的卵巢大小为 4 厘米 ×3 厘米 ×1 厘米，重 5～6 克，绝经后，卵巢逐渐萎缩。

卵巢位于输卵管的下方，由卵巢系膜连于阔韧带后叶的部位为卵巢门，卵巢血管通过卵巢系膜经卵巢门入卵巢。

卵巢分皮质及髓质两部分，皮质居外层，内有许多始基卵泡及发育中的卵泡，髓质居卵巢中心，其中含有血管、淋巴管和神经。

第三节　女性生殖系统生理

一、卵巢的功能及周期性变化

卵巢为女性性腺，具有生殖和内分泌两大功能。从青春期至绝经期，卵巢在形态和功能上发生的周期性变化称卵巢周期。主要表现如下：

（一）卵泡的发育及成熟

卵巢中卵泡的发育始于胚胎时期,新生儿出生时卵巢内约有200万个卵泡,儿童期多数卵泡退化,至青春期只剩下30万～50万个,生育期一般只有400～500个卵泡发育成熟且排出,成熟卵泡B超仪显示直径为18～25毫米。生育期每月发育一批卵泡,但一般只有一个优势卵泡可发育成熟,并排出卵子;其余的卵泡发育到一定程度自行退化,称卵泡闭锁。

（二）排卵

卵细胞被排出的过程称排卵。排卵时随卵细胞同时排出的有透明带、放射冠及卵丘内的小部分颗粒细胞。

成熟卵泡移行至卵巢表面,突出类似一个水泡,在血LH/FSH(黄体生成素/卵泡刺激素)峰的刺激下,发生破裂并排卵。卵泡膜溶解和破裂,排卵一般发生在28天的月经周期中间,或下次月经前14天左右。经由卵巢排出的卵泡称为卵子,卵子可有一侧卵巢连续排出,也可有双侧卵巢轮流排出。

（三）黄体的形成及退化

排卵后,卵泡液流出,卵泡腔内压力下降,使卵泡壁塌陷,卵泡内膜细胞和颗粒细胞向内侵入,外有卵泡外膜包围,共同形成黄体。排卵后黄体体积增大,在排卵后的7～8天,黄体体积和功能均达最高峰,直径1～2厘米,外观色黄,突出于卵巢表面。

若卵子受精,则黄体继续发育为妊娠黄体,到妊娠10周后其功能由胎盘取代。

若卵子未受精,黄体于排卵后9～10天(即月经周期第24～25天)开始退化,黄体细胞萎缩变小,周围的成纤维细胞及结缔组织侵入黄体,逐渐被结缔组织所取代,组织纤维化,外观色白,称为白体。排卵日至下次月经来潮为黄体期,通常为14天,黄体消退后月经来潮。卵巢中又有新的卵泡发育,新的周期开始。

（四）卵巢分泌的甾体激素

卵巢合成及分泌的性激素,主要有雌激素、孕激素和雄激素等甾体激素。

1. 雌激素

雌激素是由卵泡内膜细胞及颗粒细胞协同产生,主要为雌二醇和雌酮。在卵泡开始发育时,雌激素的分泌量较少,随着卵泡的发育成熟,分泌量逐渐增高,至排卵前24小时达高峰,雌二醇分泌量可达400毫克,排卵后分泌量稍减少,在排卵后7～8天黄体成熟时,形成第二次高峰,但峰较平坦,其均值低于第一峰。黄体萎缩后,雌激素水平急剧下降,在月经前达最低水平。

【小知识】

雌激素的主要生理作用

①促使子宫发育,使肌细胞增生和肥大,肌层增厚;运血增加,增加子宫平滑肌对缩宫素的敏感性及加强子宫收缩力,使子宫内膜增生,宫颈口松弛,宫颈管黏液分泌量增多,质变稀薄,易拉成丝状,以利于精子通过。

②促进输卵管发育,加强输卵管节律性收缩,有利于孕卵的输送。

③使阴道上皮细胞增生和角化,黏膜变厚,细胞内糖原增多,保持阴道呈弱酸性,增加局部抵抗力,使阴唇发育、丰满、色素加深。

④促进乳腺腺管细胞增生,乳头、乳晕着色,且促使其他第二性征的发育。

⑤能促进卵泡的发育。

⑥对下丘脑和垂体的正、负反馈调节,控制促性腺激素的分泌。

⑦促进水与钠的潴留,降低胆固醇在动脉管壁的沉积,防止冠状动脉粥样硬化,促进钙盐和磷盐的沉积,维持正常骨质。

2. 孕激素

孕激素主要由黄体细胞及卵泡内膜细胞分泌。排卵后孕激素分泌量开始增加,至排卵后 7~8 天黄体成熟时达高峰,每 24 小时分泌量可达 30 毫克,以后逐渐下降,到月经来潮前降到排卵期水平。

【小知识】

孕激素的生理作用

孕激素的生理作用通常是在雌激素作用的基础上发挥效应的,具体表现为:

①使子宫肌纤维松弛,降低子宫肌的兴奋性,使子宫内膜由增生期转变为分泌期,以利于孕卵植入和胚胎发育。

②抑制输卵管节律性收缩的振幅。

③使阴道上皮细胞脱落加快。

④促进乳腺腺泡发育。

⑤通过在黄体期对下丘脑、垂体的负反馈作用,调节促性激素的分泌;在月经期具有增强雌激素对垂体 LH 排卵释放的正反馈作用。

⑥兴奋下丘脑体温调节中枢,使正常女性在排卵后基础体温上升0.3~0.5℃。临床上可以此作为判断排卵日期的一个标志。

⑦促进水和钠的排泄。

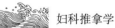
3.雄激素

女性体内雄激素主要来源于肾上腺皮质,卵巢也产生极少量雄激素。雄激素对维持女性生殖功能有重要作用。促使阴阜、阴蒂和阴唇的发育,促进阴毛、腋毛的生长,促进蛋白质合成,促进肌肉生长和骨骼的发育,有促进红细胞生成的作用。大量雄激素与雌激素有拮抗的作用。

二、子宫内膜及生殖器其他部位的周期性变化

卵巢周期性变化时所产生的两种主要激素,即雌激素和孕激素,影响着生殖系统的变化,其中最明显的是子宫内膜的周期性变化,并使之产生月经。

(一)子宫内膜的周期性变化

正常一个月经周期以 28 天为例,其组织形态的周期性变化可分为 3 个时期,但事实上是一个连续发展的过程。

1.增生期

月经周期的第 5~14 天,相当于卵泡发育的成熟阶段,子宫内膜显著增殖是本期的主要特点。在新生卵泡分泌的雌激素作用下,月经后的子宫内膜由基底层细胞再生修复,继之迅速增殖,内膜中腺体增多,到增殖末期其厚度可达 2~5 毫米,腺管由直管状变为螺旋状,腺上皮细胞由立方形变为高柱状,胞核由底部逐渐移至中央,核下有空泡。间质增生变为致密,细胞呈星状,小动脉延长,呈螺旋状。

2.分泌期

月经周期的第 15~28 天,相当于黄体成熟阶段。黄体分泌大量孕激素及雌激素,共同作用于已增殖的子宫内膜,使之继续增厚,腺体出现高度分泌现象,是本期组织学的主要特征。此时,腺管进一步增大弯曲,切面呈锯齿状,腺腔内含有大量黏液。腺上皮细胞增大,胞核移向底部,胞浆内有许多分泌颗粒,间质出现水肿,间质细胞的胞浆增多,小动脉急剧增长,呈螺旋状,明显弯曲。到分泌晚期,内膜可达 10 毫米厚。

【小知识】

子宫内膜的分层

子宫内膜在分泌晚期明显地分为三层:

①基底层。靠近子宫肌层,在月经周期中无明显变化,月经后内膜的修复即从这一层开始。

②海绵层。位于基底层之上,是内膜中最厚的一层,其中含有增生的腺体及血管,其切面呈疏松的海绵状,有周期性变化,于行经时脱落。

③致密层。在子宫内膜的表面,腺体较小,也有周期性变化,故与海绵层合称机能层。

3.月经期

月经周期的第 1~4 天,雌激素、孕激素迅速减少,使内膜中前列腺素合成活化。前列腺素刺激子宫肌层收缩,使内膜功能层螺旋小动脉持续痉挛,内膜组织缺血、变性、坏死,血管壁通透性增加,导致血管破裂引起内膜底部血肿,使内膜从基底部剥脱、变性、坏死,脱落的内膜与血液相混排出,产生月经。随之,内膜创面在雌激素作用下又从基底层开始修复,但此时腺体小,内膜极薄,仅厚 1~2 毫米。所以月经期既是上一周期的结束,又是新周期的开始。

(二)生殖器其他部位的周期性变化

1.阴道黏膜的周期性变化

这种改变在阴道上段最明显。在排卵前,阴道上皮在雌激素影响下,底层细胞增生,渐渐演变成中层与表层细胞,表层细胞角化程度增高,细胞内含糖原增多,在阴道杆菌分解下形成乳酸,使阴道内保持一定的酸度,防止致病菌的繁殖,称为阴道的自洁作用。排卵后,在孕激素作用下,阴道的表层细胞脱落,脱落的细胞多为中层细胞或角化前细胞。临床上常根据阴道脱落细胞的变化了解卵巢功能(雌激素水平和有无排卵)。

2.宫颈黏液的周期性变化

宫颈黏膜周期性变化不明显,但其腺细胞分泌黏液却有周期性变化。月经干净后,体内雌激素水平低,宫颈黏液分泌量也少,随着雌激素水平的不断提高,宫颈黏液的分泌量逐渐增多,且变稀薄而透明,状若蛋清,至排卵期分泌量达高峰,黏液可延展拉成细丝状,涂片检查干燥后,显微镜下可见羊齿植物叶状结晶,在月经周期的第 6~7 天即可出现,至排卵前结晶形状最典型。排卵后,在孕激素作用下,黏液变黏稠而混浊,延展性也差,拉丝时易断裂,涂片干燥后镜检,羊齿植物叶状结晶消失,代之以呈条索状排列的椭圆状,排卵期宫颈黏液最适宜精子通过。

3.输卵管的周期性变化

排卵前,雌激素可促进输卵管黏膜上皮纤毛细胞生长和输卵管发育,加强输卵管肌层的节律性收缩。排卵后,孕激素可抑制输卵管黏膜上皮纤毛细胞生长,并能增加输卵管的收缩速度,减少输卵管节律性收缩振幅。雌激素、孕激素的协同作用,保证受精卵在输卵管内的正常运行。

三、性激素的调节

性成熟以后,由于卵巢周期性变化,使其生殖器官也产生相应的周期性变化,这种周期性变化称性周期。卵巢分泌性激素并能作用于它的靶器官,主要是由丘脑下部和脑垂体调节的,称为下丘脑—脑垂体—卵巢轴,它的每个环节都有特殊的内分泌功能,并相互影响、相互调节。月经是性周期的重要标志,它正常与否可以反映整个神经—内分泌系

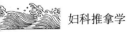

统的调节功能。

（一）丘脑下部对垂体的调节

下丘脑的神经细胞分泌卵泡刺激素释放激素（FSH－RH）与黄体生成素释放激素（LH－RH），二者通过下丘脑与脑垂体之间的门静脉系统进入腺垂体，垂体在下丘脑所产生的激素控制下分泌 FSH 和 LH，以刺激成熟卵泡排卵，促使排卵后的卵泡变成黄体，并产生雌激素和孕激素。

（二）垂体对卵巢的调节

脑垂体在促性腺激素释放激素（GnRH）作用下产生的两种促性腺激素（FSH、LH），能直接影响卵巢的周期活动。在卵巢的颗粒细胞和间质细胞膜上有 FSH 的受体，在 FSH 作用下，颗粒细胞的芳香化酶被活化，靠近卵泡的间质细胞分化成内外两层卵泡膜细胞。同时 FSH 与雌激素的协同作用使颗粒细胞和卵泡膜细胞膜上合成 LH 受体。

因此，卵泡期，FSH 可使卵母细胞增大，卵泡发育、成熟，并使卵泡内膜细胞及颗粒细胞产生雌激素。在排卵前 24 小时雌激素水平出现第一个高峰。

排卵期，FSH 和 LH 协同作用，特别是 LH 的峰式释放，导致成熟卵泡的破裂与排卵。

黄体期，LH 主要作用于黄体细胞（颗粒细胞黄素化）产生孕激素，在排卵后 7～8 天达到峰值。同时 FSH 作用于卵泡内膜细胞继续产生雌激素，与孕激素同时出现第二个雌激素高峰。

（三）卵巢激素的反馈作用

卵巢分泌的性激素逆向地影响下丘脑和脑垂体产生和释放其内分泌激素，这种作用称为卵巢激素的反馈作用。如果产生促进作用则称为正反馈，如果产生抑制作用则称为负反馈。性激素之所以有反馈作用是因为丘脑下部、脑垂体的功能细胞上有相应的受体，故性激素有反馈作用。

大量雌激素抑制下丘脑分泌 FSH－RH（负反馈）；同时又兴奋下丘脑分泌 LH－RH（正反馈）。大量孕激素对 LH－RH 呈抑制作用（负反馈）。当下丘脑因受卵巢性激素负反馈作用的影响，而使卵巢释放激素分泌减少时，垂体的促性腺激素释放也相对减少，黄体失去促性激素的支持而萎缩，其产生的两种激素也随之减少。子宫内膜因失去卵巢性激素的支持而萎缩、坏死、出血、剥脱，使月经来潮。在卵巢性激素减少的同时，解除了对下丘脑的抑制，下丘脑得以再度分泌 GnRH，于是又开始一个新的周期，如此反复循环。

综上所述，下丘脑—脑垂体—卵巢轴在大脑皮层控制下，通过调节与反馈，保持着内分泌的动态平衡，从而使卵巢发生周期性变化，并使育龄女性的生殖器官发生周而复始的周期性变化。

1. 试述女性内、外生殖器的组成及各器官的功能。

2. 试述雌激素与孕激素的生理作用。

3. 简述卵巢的周期性变化与子宫内膜、阴道上皮、宫颈黏液及输卵管周期性变化的关系。

第一章 女性生殖系统解剖与生理

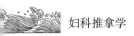

第二章　妇科体格检查与常用的辅助检查

第一节　妇科体格检查

妇科体格检查,应在采集病史后进行。检查内容包括全身检查、腹部检查和妇科检查。

一、全身检查

妇科疾病可产生全身症状,其他系统的疾病也可发生妇科症状,因此应做全面的全身检查。常规测量体温、呼吸、血压,必要时还应测量体重和身高。其他检查项目包括患者神志、精神状态、面容、体态、全身发育及毛发分布情况、皮肤、淋巴结、头部器官、颈、乳房、心、肺、肝、脾、脊柱、四肢等。

二、腹部检查

检查时注意腹部是否隆起,触诊肝、脾是否肿大及有无压痛,有无腹水,能否触到肿块,若有应注意其部位和大小(以厘米为单位或用相当妊娠月份表示)、形态、硬度、活动度、表面是否光滑、有无压痛。叩诊有无水波感及移动性浊音。听诊有无肠鸣音,疑为妊娠应听诊有无胎心音、胎动等。

三、妇科检查

妇科检查即盆腔检查,包括外阴、阴道、宫颈、宫体及双侧附件的检查。妇科检查可排除内外生殖系统器质性疾病等。检查前先排尿,必要时导尿,大便充盈者先排便。上检查台,取膀胱截石位。检查应仔细,动作要轻柔,态度要严肃,关心体贴患者。

(一)检查方法及内容

1. 外阴检查

观察外阴的发育、皮肤及黏膜的色泽及质地变化,阴毛多少及分布,有无皮炎、溃疡、赘生物、肿块、畸形,及有无皮肤增厚、变薄或萎缩。分开小阴唇,注意前庭大腺是否肿大,尿道口及阴道口有无红肿、损伤、畸形,处女膜是否完整,有无会阴裂伤。检查时嘱患者屏气向下用力,观察是否有尿失禁、阴道前后壁膨出及子宫脱垂等。

2. 阴道窥器检查

阴道窥器先用肥皂水浸湿,拟做阴道分泌物涂片检查时可蘸生理盐水,将窥器两叶合拢,倾斜45°,沿阴道侧后壁轻轻插入,然后转成正位,张开窥器两叶直至完全暴露宫颈为止。先观察阴道黏膜皱襞多少,有无畸形、红肿、出血、溃疡或肿物,并注意分泌物的量、性质、颜色,有无臭味;再观察宫颈大小,粉红色或紫蓝色,外口圆形或横裂,有无糜烂、裂伤、外翻、息肉或肿物。需做宫颈刮片或阴道涂片时,应于此时进行。无性生活史者未经本人同意,禁行窥器检查,仅做肛诊。

3. 双合诊

检查者一手的食指、中指伸入阴道内,同时另一手在腹部配合检查,称为双合诊。双合诊是妇科检查最常用的方法,目的是扪清阴道、宫颈、子宫体、输卵管、卵巢及宫旁结缔组织等情况。

检查方法为一手戴橡皮手套,食指、中指蘸肥皂水或生理盐水,轻轻沿阴道后壁进入阴道,检查阴道通畅情况和深度,有无肿块、瘢痕或畸形,再触扪子宫颈大小、形状、硬度及颈口情况,有无接触性出血,上举或摇摆子宫颈有无疼痛。随后将阴道内两指平放在子宫后方,向上向前抬举宫颈,腹部手指向下向后按压腹壁,两手共同配合即可触知子宫的大小、位置、形状、软硬度、活动度及有无压痛。若子宫为后位,食指、中指先在后穹隆上抬子宫,再进行检查,或将子宫复成前倾位再触扪。扪清子宫后,阴道内两指移向一侧穹隆部。检查左侧附件时,移向左侧穹隆,与腹壁手对合,然后移向另一侧穹隆检查另一侧附件。正常时输卵管不能触及,卵巢有时可摸到,大小为4厘米×3厘米×1厘米。检查附件应注意有无肿块、增厚或压痛,如扪及肿块要了解其大小、形状、软硬度、活动度、有无压痛以及和子宫的关系。肠管内粪块可误为肿块,但粪块受压时易变形,有泥块样感觉。

4. 三合诊

三合诊即阴道、直肠及腹部联合检查。以一手的食指伸入阴道,中指伸入直肠,另一手位于腹部的检查法称为三合诊,可弥补双合诊的不足。用于了解后倾后屈子宫的大小和形态,主韧带、宫骶韧带、阴道直肠隔、骶骨前方及直肠本身的情况。如有肿块,可以了解肿块后壁的形态及其与盆壁的关系,可估计盆腔癌肿浸润盆腔的范围。

5. 直肠—腹部诊

一手食指蘸肥皂水伸入直肠,另一手在腹部配合检查,称为直肠—腹部诊。适用于无性生活史、处女膜闭锁或其他原因不宜做阴道指诊者。

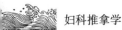

（二）妇科检查记录

妇科检查后应将检查结果按下列解剖位置的先后顺序记录。

1. 外阴

发育情况及婚、产类型。

2. 阴道

阴道是否通畅，黏膜颜色及皱襞是否平滑，分泌物的量、色、性状，有无臭味。

3. 宫颈

宫颈大小、硬度，有无糜烂、裂伤、息肉、腺囊肿，有无接触性出血、抬举痛等。

4. 宫体

宫体位置、大小、硬度、活动度，有无压痛等。

5. 附件

附件有无增厚、肿块、压痛。如有肿物，应记录其位置、大小、硬度、表面光滑或有结节状突起、活动度、有无压痛以及与子宫及盆腔的关系，左右两侧情况应分别记录。

复习思考题

1. 妇科体格检查包括哪些？

2. 妇科检查的方法及内容有哪些？

第二节　妇科常用的辅助检查

一、妊娠试验

利用孕妇血清及尿液中含有绒毛膜促性腺激素（HCG）的生物学或免疫学特点，检测受检者体内的 HCG 水平，用以诊断早期妊娠，也用于滋养细胞肿瘤的检测和诊断。

二、基础体温测定

排卵后产生的孕激素可作用于体温调节中枢使体温升高，故用来协助诊断早孕及有无排卵。

（一）检查方法

每日清晨醒后，未进行任何活动时测口腔体温 5 分钟。将此体温记录于表格内并绘成基础体温曲线，同时标记生活中的特殊情况，如性生活、月经期、阴道出血、白带增多、感冒等情况,以供参考。一般需要连续测量 3 个月以上。

(二)临床意义

有排卵的女性基础体温曲线呈双相型,即在排卵前体温略低,排卵后体温上升 0.3 ~ 0.5℃。如未受孕,则于月经前体温下降;如已受孕,则体温不下降,持续在 37℃ 左右;无排卵周期中的基础体温曲线呈单相型,始终处于较低水平。故可用于了解卵巢功能、诊断早孕、指导受孕或避孕、鉴别闭经原因等。此法易受许多因素影响,如夜班工作、感冒或其他疾病、性交或服用药物均须注明。生活不规律或睡眠不好者不适于这一诊断方法。

三、宫颈黏液检查

宫颈黏液受雌激素和孕激素的影响而发生周期性变化。在雌激素影响下,可产生稀薄的、似蛋清样、拉丝长度可达 10 厘米的含水量高的宫颈黏液;在孕激素影响下,宫颈黏液变黏稠,拉丝长度仅为 1 ~ 2 厘米。宫颈黏液在雌激素影响下出现羊齿叶状结晶,结晶主要由蛋白质和钠、钾结合所形成。从月经周期第 7 天起即依次出现不典型结晶、较典型结晶,在排卵期出现典型结晶,排卵后结晶逐渐减少,一般在月经周期第 22 天不再出现结晶,而在孕激素的影响下出现椭圆体。

(一)检测方法

取标本前先擦净宫颈外口及阴道穹隆的分泌物,用干燥长吸管或长无齿镊,伸入子宫颈管 1 厘米左右,取出黏液,置于玻片上,顺一个方向拉成丝状,并可观察其最长度,自然干燥后镜检。镜下观察宫颈黏液结晶,可分为 Ⅰ 型、Ⅱ 型、Ⅲ 型、Ⅳ 型。

1. Ⅰ 型

典型羊齿叶状结晶,主梗粗而直,分支长而密。

2. Ⅱ 型

较典型羊齿叶状结晶,边缘较厚,色较暗,主梗弯曲较软,分支短而少。

3. Ⅲ 型

不典型结晶,树枝形象模糊,分支稀疏量少,呈离散状。

4. Ⅳ 型

主要为椭圆体或梭形体,顺同一方向排列成行,较白细胞狭长,不见羊齿叶状结晶。

(二)临床意义

1. 预测排卵期

可根据结晶形态,指导避孕或受孕。

2. 诊断妊娠

月经过期,涂片持续 2 周以上呈现排列成行的椭圆体,不见羊齿叶状结晶,可能为妊娠。早孕时如见到不典型结晶,提示孕激素不足,预示有先兆流产可能。

3.诊断闭经原因

若闭经患者宫颈黏液有正常周期性变化,说明卵巢功能正常,闭经原因在子宫;若无周期性变化,闭经原因在卵巢或卵巢以上部位。

4.了解是否排卵

功血患者未流血时应定期做宫颈黏液检查,若在流血前出现羊齿叶状结晶,提示无排卵。

四、阴道及宫颈细胞学检查

(一)阴道脱落细胞检查

阴道上皮细胞受卵巢激素的影响,而有周期性改变,妊娠时也有相应的变化,故观察阴道脱落细胞可以间接了解卵巢功能及胎盘功能。阴道脱落细胞中还有来源于宫颈及其内生殖器等处的上皮细胞,故又可协助诊断生殖器不同部位的恶性肿瘤及观察治疗效果,但均应做动态连续观察才能正确诊断。为判断卵巢功能进行的阴道脱落细胞检查,主要了解雌激素水平。雌激素水平越高,阴道上皮细胞分化越成熟。在雌激素影响下,阴道上皮表层细胞增多,细胞核致密,故以致密核细胞百分数表示雌激素影响的程度。

当雌激素水平低落时,表层细胞极少而出现底层细胞,故以底层细胞百分数表示雌激素低落程度。

1.检查方法

取标本前 24 小时,阴道内禁止任何刺激,如性交、阴道检查、灌洗及局部上药等。用清洁干燥的钝头刮板在阴道上 1/3 段侧壁轻轻刮取分泌物,在玻片上向一个方向推移,做均匀薄涂片,固定及染色后进行镜检。

2.临床意义

用以了解卵巢的功能。

雌激素影响时,涂片中无底层细胞,以致密核表层细胞计数,可分为 4 级。

雌激素轻度影响:致密核细胞占 20% 以下。见于经期刚过,或接受小量雌激素治疗者。

雌激素中度影响:大多数为表层细胞,致密核细胞占 20% ~ 60%。见于卵泡迅速发育时,或在排卵前期及接受中等剂量雌激素治疗者。

雌激素高度影响:细胞全属表层,致密核角化细胞占 60% ~ 90%。在正常排卵期或接受大剂量雌激素治疗时可见。

雌激素过高影响:致密核及嗜伊红表层细胞超过 90%。见于颗粒细胞瘤及卵泡膜细胞瘤等治疗者。

雌激素低落时,以底层细胞计数,可分为 4 级。

雌激素轻度低落:底层细胞在 20% 以下。见于卵巢功能低下者。

雌激素中度低落:以中层细胞为主,底层细胞占 20% ～ 40% 。见于哺乳期或闭经期者。

雌激素高度低落:底层细胞占 40% 以上。见于绝经期及卵巢功能缺损患者。

雌激素极度低落:全部为底层细胞。见于卵巢切除后或绝经后者。

(二)宫颈刮片检查

常用于宫颈癌的普查,为筛选早期宫颈癌的重要方法。在采集标本前 24 小时内患者要避免性生活、阴道用药或阴道冲洗等。采集标本所用器具如刮板和阴道窥器等,均应干燥、清洁,避免用润滑剂。

1. 检查方法

患者暴露宫颈,在宫颈鳞状与柱状上皮交界处轻轻刮取一周。如子宫颈上盖有较多白带时,应先用干棉球将白带轻轻拭去后再做刮片。取标本后涂于玻片上,涂片须薄而均匀,不可用力过重,以防破坏细胞而使其变形。涂后的玻片放到 95% 乙醇中固定 10 分钟以上,然后用巴氏或苏木精—伊红染色镜检,检查有无癌细胞。

2. 临床意义

细胞学诊断标准一般常用的是巴氏 5 级分类法。

(1)Ⅰ级:正常。为正常的阴道细胞图片。

(2)Ⅱ级:炎症。细胞核普遍增大,淡染或有双核,有时染色质稍多,胞浆可有变形,有时可见核周晕及浆内空泡。

(3)Ⅲ级:可疑癌。胞浆改变少,主要改变在胞核,核增大,核形可以不规则或有双核,染色加深,此种改变称为核异质,或称间变细胞,核与胞浆比例改变不大。

(4)Ⅳ级:高度可疑癌。细胞具有恶性改变,核大,深染,核形不规则,核染色质颗粒粗,分布不匀,胞浆少。但在涂片中癌细胞量较少。

(5)Ⅴ级:癌症。具有典型癌细胞的特征且量多。

五、诊断性刮宫(诊刮)与分段刮宫

刮取子宫内膜做病理检查,可用于了解卵巢功能及不孕女性的内膜情况。刮取子宫内膜应严格按照刮宫步骤进行,应在经前 1 ～ 2 天至月经来潮 6 小时内刮取内膜。如在经前取内膜,须排除妊娠的可能性。子宫内膜病检结果,如为分泌期内膜则说明有排卵;如为增殖期内膜则无排卵;有腺体增生时则应考虑为子宫内膜增生症。如果在出血第 5 天取子宫内膜病检,有增殖期、分泌期子宫内膜同时存在,则应考虑为黄体萎缩不全。

如需排除子宫体癌或子宫颈管癌时,必须采用分段刮宫术,即先刮取子宫颈管组织,

然后探测宫腔深度,再刮取子宫腔内膜组织,最后取宫颈活检,标本分别固定于10%甲醛溶液中送检。

六、常用激素测定

(一)雌激素测定

雌激素分为雌酮(E_1)、雌二醇(E_2)和雌三醇(E_3)3种。主要由卵巢和胎盘分泌,少量由肾上腺皮质产生。因此雌激素的测定主要检查卵巢与胎盘的功能。E_2对维持女性生殖功能及第二性征有重要作用,绝经后女性以E_1为主。妊娠后胎盘合成E_3,测量E_3值可了解胎盘的功能状态。测量雌二醇(E_2)值可用于判断闭经原因、监测卵泡发育及排卵情况等。E_2值降低见于原发或继发性卵巢功能低下或下丘脑—脑垂体调节异常,或药物影响及高催乳激素血症等。

(二)孕激素测定

主要用于了解卵巢有无排卵。孕激素主要在肝脏中代谢,降解为孕二醇。尿中孕二醇测定常用气相色谱层析法,需收集24小时尿液(血中孕酮测定可用放射免疫法或蛋白质结合分析法)。

(三)垂体促性腺激素测定

包括卵泡刺激素(FSH)与黄体生成素(LH)。二者共同促进排卵,刺激雄激素、孕激素的合成。卵泡刺激素主要作用于刺激卵泡成长、发育及成熟,并促进雌激素分泌。黄体生成素主要是促进排卵及黄体生成,刺激黄体分泌雌激素和孕激素。临床上测定垂体促性腺激素主要用于鉴别闭经原因、诊断多囊卵巢综合征、区别真性与假性性早熟、指导不孕症的治疗及指导避孕药物的研究等。

(四)催乳素(PRL)测定

由垂体前分泌的一种多肽蛋白激素,主要功能是促进乳腺的发育、泌乳及调节生殖功能。催乳素升高多见于垂体肿瘤、颅咽管瘤、性腺轴调节异常、性早熟、神经精神刺激、甲状腺功能低下、闭经—泌乳综合征、口服氯丙嗪及避孕药等。

(五)雄激素测定

来源于肾上腺皮质和卵巢。雄激素水平升高,可见于卵巢男性化肿瘤、多囊卵巢综合征、肾上腺皮质增生或肿瘤。监测雄激素水平,还有助于鉴别两性畸形、女性多毛症及雄激素类药物对机体的影响。

七、阴道分泌物检查

(一)滴虫检查

将棉签自阴道后穹隆蘸取分泌物后,放入预先置有少量生理盐水的玻璃试管内,或直接与一滴生理盐水在玻片上和匀,立即在显微镜下检查。阴道滴虫是一种鞭毛原虫,梨形,有前鞭毛4根,后鞭毛1根,较白细胞稍大,如见到活动的滴虫,为阳性。如天冷或放置时间过长则原虫不再活动,此时滴虫与白细胞不易区别而不能做诊断,故需注意保暖及立即检查。

（二）假丝酵母菌检查

用棉签试取阴道后穹隆处分泌物,以10%氢氧化钾溶液做白带悬滴检查。

（三）阴道清洁度

阴道清洁度是利用显微镜对阴道分泌物湿片和染色涂片检查,观察其清洁度和有无特殊细菌及细胞等,确认阴道清洁度,判断阴道有无炎症,还可以进一步诊断炎症的原因。阴道清洁度的判定标准分为Ⅰ度、Ⅱ度、Ⅲ度、Ⅳ度。

1. Ⅰ度

镜下以阴道杆菌为主,并可见大量上皮细胞。

2. Ⅱ度

有部分阴道杆菌,上皮细胞亦可见,也有部分脓细胞和杂菌。

3. Ⅲ度

只见少量阴道杆菌和上皮细胞,但有大量脓细胞和其他杂菌。

4. Ⅳ度

镜下无阴道杆菌,几乎全是脓细胞和大量杂菌。

清洁度Ⅰ~Ⅱ度为正常,Ⅲ~Ⅳ度为异常,可能为阴道炎,同时常可发现病原菌、真菌或滴虫等病原体。在卵巢功能不足,雌激素减少时,阴道上皮增生较差,糖原减少,阴道杆菌也少,易感染杂菌,也可使阴道清洁度变差。

八、宫颈活组织检查

如阴道细胞学检查或其他检查发现为可疑宫颈癌时,须进一步通过病理组织的切片检查确诊。取标本应在肉眼可疑癌变区,尽可能在鳞状与柱状上皮交界处;亦可在涂抹碘溶液后,在碘液不着色区多处取标本;无明显病变者可在3、6、9、12点处取材。活检后可用消毒纱布紧压止血,留一点纱布头于阴道口,嘱患者于12~24小时后自行取出。所取组织放入10%甲醛溶液中送检。

九、输卵管通畅检查

（一）输卵管通液术

术前必须确定患者无内外生殖器急性炎症,手术应于月经干净后3~7天进行。

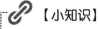【小知识】

操作方法

外阴消毒后铺巾,检查子宫位置,阴道、宫颈常规消毒后,用子宫颈钳固定子宫颈前唇并稍向外牵引,按子宫腔方向将通液导管放入,并尽量使橡皮塞与宫颈紧贴以防漏液。放好通液导管后,可用20毫升注射器连接于通液导管,将无菌生理盐水或0.25%普鲁卡因20毫升缓缓注入,如果无阻力,无液体外溢,注完后回吸液体在2毫升以内,则表示输卵管通畅。如果注入6~8毫升后,即有阻力,患者感到下腹胀痛,应停止注入,待症状好转后再注入,如仍有阻力即为输卵管不通,可待下次月经净后再试,连续3次不通者,可定为输卵管阻塞。此法较通气术简便,且可在通液中加入抗生素、糜蛋白酶或肾上腺皮质激素类药物,用以治疗局部炎症;缺点是不能确定哪侧输卵管不通。

如果用输卵管粘堵术导管施行通液术,使导管分别对接于子宫角的输卵管近端,便可测知哪侧输卵管通畅或不通畅。

(二)子宫输卵管碘油造影术

一般经通气或通液术证实输卵管不通后再行造影,借此来确定阻塞位置和手术可能性。另外也用来协助诊断子宫、输卵管结核,子宫畸形,子宫腔粘连及较小的子宫黏膜下肌瘤等。术前须做碘过敏试验,一般可做皮肤划痕试验,将25%碘酊涂布于前臂屈面2~3厘米直径范围,再在其上做划痕,过20分钟观察有无红肿反应,阴性者可行造影,其他准备与通液术基本相同。常用造影剂为40%碘化油6~10毫升,徐徐注入子宫,并同时在透视下观察子宫及输卵管充盈情况,全部注入后立即摄片,24小时后再摄片一次,以观察腹腔内有无游离的碘化油。造影后2周内禁止性交及盆浴,以免感染。

十、子宫腔探针检查

主要了解宫腔深度、方向及是否规则。常用于盆腔肿物与子宫的鉴别,了解畸形子宫的情况及有无宫腔粘连等。操作时应严格消毒,动作要轻柔,避免发生子宫穿孔。

十一、阴道后穹隆穿刺

经阴道后穹隆向盆腔最低部穿刺,可协助了解子宫直肠陷凹内有无积液,如血液、脓液等,以协助诊断异位妊娠和盆腔脓肿等。

【小知识】

穿刺方法

阴道、外阴进行常规消毒,用子宫颈钳钳住子宫颈后唇并上提,再用碘酒、乙醇消毒后穹隆,以18号腰麻针接10毫升注射器,从后穹隆正中或稍偏病变侧,刺入子宫直肠陷凹处,当针穿过后穹隆时,有一种突然阻力减轻的感觉,表示进入盆腔,即可抽吸,如抽吸困难,可适当调整方向。

十二、超声检查

超声检查为无损伤检查,可重复使用,所用仪器可分为3种:A型以波形显示,B型以图像显示,超声多普勒以声响表示。在妇产科可应用于诊断早期妊娠,鉴别胎儿存活或死亡,测量胎头双顶径,胎盘定位,诊断葡萄胎,探查有无宫内节育器及是否带器妊娠,诊断子宫肌瘤,鉴别卵巢肿瘤为囊性或实性,鉴别巨大卵巢囊肿与腹水,鉴别结核性腹膜炎与卵巢囊肿等。

十三、腹腔镜检查

腹腔镜检查是将腹腔镜自腹壁插入腹腔(妇科主要为盆腔)内,观察病变的形态、部位,必要时取有关组织做病理检查,借以明确诊断。如内生殖器发育异常、肿瘤、炎症、异位妊娠、子宫内膜异位症、子宫穿孔、原因不明的腹痛等可用此法协助诊断。但有严重心、肺疾患或膈疝者,禁行此项检查,以防意外;结核性腹膜炎腹壁广泛粘连或其他原因造成腹腔粘连者,也忌行此项检查,以免造成脏器损伤。腹腔镜下手术不在此列。

复习思考题

1. 常用的妇科辅助检查有哪些?
2. 阴道及宫颈细胞学检查的方法和临床意义是什么?

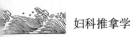

参 考 文 献

［1］盛红.中医妇科学［M］.第 3 版.北京：人民卫生出版社,2014.

［2］周运峰.妇科按摩学［M］.北京：中国盲文出版社,2015.